Corona 2020

Wie Sie privat und geschäftlich besser durch die Corona-Krise kommen

Lorenz Timmerbeil

CORONA 2020

Impressum

Bibliografische Information der Deutschen Nationalbibliothek:
Die Deutsche Nationalbibliothek verzeichnet diese Publikation in der Deutschen
Nationalbibliografie; detaillierte bibliografische Daten sind im Internet über
http://dnb.dnb.de abrufbar.

Herstellung und Verlag: BoD – Books on Demand, Norderstedt

ISBN: 978-3-7519-0237-3

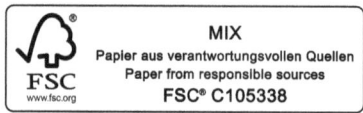

VORWORT:

Dieses Buch soll Ihnen helfen, besser durch die Krise zu kommen, optimalerweise auch vermeiden, dass Sie infiziert werden.

Es soll Ihnen helfen, dass Sie privat und geschäftlich besser die Krise durchstehen. Dass Sie sich nicht zuhause zerfleischen und nicht wirtschaftlich völlig zugrunde gehen.

Der Kaufpreis für das Buch wurde bewusst niedrig angesetzt. Ein Kauf bringt Sie nicht um, gibt Ihnen aber Tipps, dass das Virus Sie nicht umbringt. Ihnen nicht das Leben, die Partnerschaft oder die wirtschaftliche Existenz raubt.

Selbst wenn Sie nur einzelne Punkte aus dem Buch beachten, ist schon geholfen.

Bleiben Sie gesund.

Lorenz Timmerbeil

Inhaltsverzeichnis

1. Wo begann der Corona-Virus?

Wo der Corona-Virus seinen Ursprung hat, darüber streiten international die Politiker. Unstrittig ist aber, dass der Virus zuerst in der chinesischen Millionenstadt Wuhan in der Provinz Hubei auffällig geworden ist. Erstmals stieß man im September 2019 dort auf den Virus. Bis März des Folgejahres 2020 waren bereits weltweit über 300.000 Menschen mit dem Virus infiziert, was die Weltgesundheitsorganisation WHO dazu veranlasste, von einer Pandemie zu sprechen. Die COVID-19-Pandemie, umgangssprachlich auch Corona-Pandemie oder Coronavirus-Pandemie genannt bezeichnet die Atemwegserkrankung COVID-19, die durch den bis dahin unbekannten Coronavirus SARS-CoV-2 ausgelöst wird. Vermutet wird, dass das Coronavirus auf einem Wochenmarkt in Wuhan (China) von Tieren (Fledermäuse oder Schuppentiere) erstmals auf den Menschen übergegangen ist. Im chinesischen Wuhan wie auch in zahlreichen anderen chinesischen Städten werden tote und lebende Tiere ganz unterschiedlicher Art unter für Europäer nur schwer vorstellbaren hygienischen Umständen, zumeist ohne Kühlung zum Kauf und Verzehr angeboten. Häufig liegt das, was wir Tierkadaver nennen würden, wohlfeil aufgeschichtet auf dem Boden oder auf Holztischen: Von der Fledermaus bis zum Hund kann man dort alles kaufen. Ungekühlt. Für Europäer schwer vorstellbar, für viele Asiaten aber normal und bislang häufig auch verträglich. Andere Länder, andere Sitten. Asiaten tun sich häufig schwer, Milch-Zerfallsprodukte wie Joghurt oder Weichkäse zu essen, Europäer tun sich schwer, Hunde oder Fledermäuse zu essen. Das mag man kritisieren, ist aber historisch und soziokulturell so gewachsen. Während wir den Hund als Haustier und Freund sehen, sieht manch Chinese ihn als Nahrungsquelle. Warum es wahrscheinlich ist, dass der Virus nicht künstlich in einem Labor als Biowaffe gezüchtet wurde, sondern natürlich von Tier auf den Menschen übersprang, beleuchten wir in einem anderen Kapitel.

Nachdem der Virus zunächst nur in China und dort schwerpunktmäßig in Wuhan Verbreitung fand, gelangte er durch Reisebewegungen der Bevölkerung auch in andere Länder, so wurde am 13.Januar 2020 der wohl erste bestätigte Fall außerhalb Chinas in Thailand festgestellt, - am 23.Januar ist ein Fall außerhalb Asiens, nämlich in den USA aktenkundig. Die ersten außerchinesischen Fälle konnten auf Verbindungen zu Wuhan zurückgeführt werden. Am 15.Februar 2020 verstarb in Frankreich bereits eine Person an der Infektion – es handelte sich um eine aus China eingereiste Person. Am 23.Februar 2020 verstarben die ersten beiden Europäer nachweislich an der Erkrankung, gemeldet aus Italien. Knapp 2 Monate nach den ersten Feststellungen in China vermeldete die Weltgesundheitsorganisation WHO am 26.2.2020 erstmals mehr Neuinfektionen außerhalb Chinas als in China, wobei in China die Zählmethodik mehrfach angepasst wurde. Böse Menschen unterstellen, dass in China die Zahlen geschönt werden. Wie dem auch sei, am 16.März 2020 gab es außerhalb Chinas mit über 86.000 Fällen bereits mehr Fälle als in China dokumentiert wurden (ca. 81.000 Fälle). Außerhalb Chinas wurden große Mengen an Infizierten vor allen Dingen in Italien, Spanien, Deutschland, Frankreich und den USA registriert.

Im Buch wollen wir beleuchten, was der Einzelne privat und geschäftlich tun kann, um nicht auch zu den Infizierten zu zählen und vor allen Dingen, um wirtschaftlich nicht völlig ruiniert zu werden.

Das Lesen des Buches und sei es, nur der Kapitel, die Sie besonders interessieren, kann Sie davor bewahren, dass Sie gesundheitlich oder wirtschaftlich einen solchen Schaden nehmen, den sie ihr Leben nicht mehr vergessen werden. Auch in der Krise gibt es Strategien, wie man diese meistert.

2. Corona oder Covid19?

In der Bevölkerung werden die Begriffe Corona, Coronavirus oder Covid-19 häufig synonym benutzt. Man meint immer das Gleiche: „Die neue Virus-Krankheit aus China". Wenn man es sprachlich ganz sauber machen möchte, bezeichnet:

- **Covid-19** die Erkrankung, die durch das Coronavirus verursacht und zumeist durch Tröpfcheninfektion übertragen wird. Der Begriff COVID-19 für die Krankheit hat sich gebildet aus „Co" als Abkürzung für Corona, „vi" als Abkürzung für Virus und „d" für Disease (Krankheit) sowie „19" für die Jahreszahl 2019 als Jahr der Entdeckung.
- **Coronavirus** ist die in der Öffentlichkeit gebräuchliche Bezeichnung für das Virus, welches von Wissenschaftlern unter SARS-CoV-2 geführt wird. Dies ist die offizielle wissenschaftliche Bezeichnung. „Corona" ist also eigentlich nur die Bezeichnung des Virus, während „Covid-19" die Bezeichnung der Krankheit ist. Wir werden – wie in der Bevölkerung üblich im Folgenden die Begriffe synonym verwenden. Das Coronavirus ist kugelförmig und hat kleine Ausbuchtungen, die wie Kronen aussehen, was ihm den Namen „Corona" (lateinisch für Krone) eingebracht hat.
- **SARS-Cov-2** ist die offizielle Bezeichnung des Virus aus der Familie der Coronaviren. Die Abkürzung kommt von „Severe Acute Respiratory Syndrome"-Coronavirus-2, was man verkürzen wollte.

In der Fachsprache heißt es übrigens immer „das Virus", in der Bevölkerung wird allerdings häufig auch die Bezeichnung „der Virus" gebraucht. Daran sollte man sich aber im Kampf gegen das Virus nicht aufhalten. Es gab auch schon vor dem jetzt aktuellen Coronavirus andere Coronaviren. In der aktuellen Diskussion wird unter Coronavirus oder

Corona immer dasjenige Virus verstanden, was die Wissenschaftler unter SARS-Cov-2 führen.

3. Woran erkenne ich, dass ich das Coronavirus habe?

Das Verflixte am Coronavirus ist, dass die Symptome gerne mit anderen Krankheiten verwechselt werden. Sicher auch ein Grund, warum man die Krankheit am Anfang nicht so ernst nahm und auch in China anfangs unterschätzt hat.

Die häufigsten Symptome einer COVID-19-Infektion sind:

- Fieber
- Trockener Husten
- Schnupfen
- Abgeschlagenheit
- Halskratzen
- Kopf- und Gliederschmerzen

Seltener treten auf:

- Übelkeit
- Durchfall
- Schwinden von Geruchs- und Geschmackssinn

Letztendlich kann erst ein Corona-Test, bzw. Corona-Schnelltest sicher herauskristallisieren, ob Sie mit dem Coronavirus infiziert sind oder nicht. Bei solchen Schnelltests wird i.d.R. geprüft, ob Antigene im Rachen- und/oder Nasensekret vorhanden sind. Das ist ein sicheres Zeichen für das Vorhandensein des Coronavirus.

4. Wie wird das Corona-Virus übertragen?

Als wahrscheinlichste Übertragungsmöglichkeit gilt die Tröpfcheninfektion. Dabei werden z.B. beim Niesen oder Husten kleine Teilchen mit Flüssigkeit und Virus auf andere Menschen übertragen. Direkt oder indirekt.

Wenn jemand z.B. niest und sich zum Schutz die Hand vor den Mund hält, was viele Menschen machen, hat er den Virus danach an der Hand. Gleiches gilt, wenn sich jemand mit dem Handrücken die Nase abreibt. Wer dann schließend die Hand jemand anderem gibt, überträgt den Virus. Es geht aber auch der indirekte Weg. Jemand, der den Virus auf seiner Hand hat, weil er sich z.B. Nase oder Mund mit der Hand abgewischt hat, fasst mit der Hand irgendetwas an, z.B. den Griff eines Einkaufswagens, einen Türgriff eines Gebäudes oder den Aufzugsknopf. Der nächste, der dort auch hin greift, hat gute Chancen, sich auch mit dem Virus zu infizieren. Natürlich ist der Virus auch durch Küssen oder andere Formen der Übertragung von Körperflüssigkeiten möglich. Viren wurden nicht nur im Speichel der Menschen nachgewiesen, sondern auch im Kot, sodass auch auf öffentlichen Toiletten eine erhöhte Ansteckungsgefahr besteht – auch außerhalb der Türklinken.

5. Schützt die Aids-Prophylaxe PrEP vor dem Corona-Virus?

In der Homosexuellen-Szene ist die Einnahme eines Präparats, welches PrEP genannt wird, populär, weil es nachweislich und wirksam vor einer HIV-Infektion schützt. Allerdings gibt es keine belastbaren Hinweise darauf, dass die Einnahme dieser HIV-Prophylaxe PrEP auch vor dem Coronavirus schützt. Selbst im Reagenzglas konnte dafür kein Beleg gefunden werden.

Es werden aktuell natürlich verschiedene Medikamente getestet – als Behandlung gegen das Coronavirus, darunter auch ein HIV-Proteaseinhibitor. Bis Studien darüber verlässlich zur Verfügung stehen, dauert es noch.

Weil das Coronavirus SARS-CoV-2 zur Vermehrung unter anderem das Enzym Protease benötigt, bestand die Hoffnung, dass eine Gruppe von HIV-Medikamenten, die die HIV-Protease blockieren, auch eine Wirkung gegen das Coronavirus entfalten. Ansatzweise gab es bisher kleine Erfolge im Labor z.B. mit den Wirkstoffen Lopinavir und Ritonavir, welche z.B. im Präparat Kaletra kombiniert sind. Die Versuche am verwandten MERS-Virus zeigten allerdings nur eine eher beschauliche Wirkung gegen die Virusvermehrung. Das ist ja die Crux: Viren unterscheiden sich voneinander und ein Medikament, welches gegen den einen Virus hilft, hilft oft nicht gegen einen anderen.

6. Welche Grundregeln gelten zum Schutz vor dem Virus?

An erster Stelle steht: Hände waschen, Hände waschen und dann Hände waschen. Dabei sollte man die Hände häufig waschen, und zwar von allen Seiten und dabei auch die Fingerzwischenräume nicht vergessen und besonders nicht den Zwischenraum zwischen dem Daumen und dem Zeigefinger. Mindestens 20-30-Sekunden Händewaschen unter fließendem Wasser mit Seife und anschließendes Abtrocknen mit einem sauberen Tuch ist sehr hilfreich. Die in der Seife enthaltenen Tenside knacken die Lipidhülle des Coronavirus, abgesehen davon, dass der Virus schon mechanisch in den Ausguss gespült wird.

Wer sich regelmäßig die Hände wäscht, braucht eigentlich gar kein Desinfektionsmittel, weil Seife fast ebenso gut wirkt. Allerdings steht unterwegs nicht immer Seife und fließendes Wasser zur Verfügung, sodass das Mitführen eines Desinfektionsmittels schon hilfreich sein kann. Diese sollten dann aber auch viruzid, also virentötend sein und nicht nur antibakteriell. Das Coronavirus ist ein Virus und kein Bakterium, daher greifen antibakterielle Vorgehensweisen nicht.

Fassen Sie nichts an, was viele Menschen anfassen, z.B. Türgriffe, Haltegriffe im Bus, Aufzugknöpfe, Treppengeländer, Toilettenspülungen, Wasserkräne, Getränkeautomaten etc. Wenn Sie es nicht vermeiden können, wählen Sie den Kontakt über ein Tuch und/oder desinfizieren/waschen Sie sich anschließend die Hände.

Fassen Sie sich selbst nicht ins Gesicht. Nicht an die Nase, nicht an den Mund. Wischen Sie sich den Mund auch nicht mit der Hand ab. Fahren Sie sich nicht mit der Hand durch die Haare. All das sind Gelegenheiten, die das Virus nutzt, um von der Hand in ihr Gesicht und dann auf Nasen- oder Mundschleimhaut zu kommen und schwuppdiwupp sind sie infiziert.

Achten Sie einmal bei sich oder anderen darauf, wie oft man sich unbewusst ins Gesicht fasst. Lassen Sie das. Manchen Menschen hilft es, wenn sie Einweghandschuhe anziehen. Das hält manchen davon ab, gar nicht erst ins Gesicht zu fassen. Aber: Auch auf dem Handschuh können sich Bakterien ansiedeln, die beim Fassen ins Gesicht übertragen werden. Wer Einweghandschuhe trägt, sollte diese mehrmals am Tag wechseln und wegwerfen. In einen geschlossenen Beutel. Sie wollen keinen Nachhaltigkeits- oder Umweltpreis gewinnen, sondern eine Infektion vermeiden, die für Sie u.U. den Tod bedeuten kann. Da helfen keine Baumwoll- oder Jutehandschuhe oder Müllvermeidungsstrategien.

Halten Sie Abstand zu anderen Menschen ein. Wissenschaftler empfehlen 1,5 bis 2 Meter Mindestabstand. Wenn bei einem solchen Abstand jemand hustet, gilt es als wahrscheinlich, dass die Tröpfchen Sie nicht erreichen. ABER: Kleinste Tröpfchen mit Viren können in Aerosolen in der Luft schweben, was nichts anderes bedeutet, als dass die Viren auch dann noch in der Atemluft sei können, wenn vor ein paar Minuten jemand in dem Raum oder der Nähe war, wo Sie jetzt sind.

Reduzieren Sie Ihre Sozialkontakte auf möglichst NULL: Treffen Sie sich nicht mit anderen Leuten (außer Haushaltsangehörige). Zu nichts. Nicht zum Geburtstag, nicht zum Sport, nicht zur Vereinssitzung, nicht zum Chillen, nicht zum Abhängen, nicht zum Bierchen und nicht zum Essen. Nicht im Restaurant und auch nicht in der Nachbarswohnung. Auch Opas 80.Geburtstag sollte in Corona-Zeiten der Anlass sein, dort anzurufen und eine Karte zu senden. Vorbeifahren ist nicht. So hart das auch ist. Rufen Sie ihn lieber täglich an. Auch zweimal. Über das Telefon werden keine Viren übertragen.

Erhöhen Sie im Bad die Hygiene: Wechseln Sie jeden Tag die Handtücher und Waschlappen. Wischen Sie täglich, ggf. mehrmals die

Klobrille mit Desinfektionsmitteln ab. Werden Sie zum Händewasch-Junkie: Sie können sich nicht oft genug die Hände waschen. Nur zu wenig ist ein Fehler.

Verreisen Sie nicht. Auch wenn Sie noch verreisen oder reisen dürfen: Tun Sie es nach Möglichkeit nicht. Überall lauert die Gefahr der Ansteckung: Auf der Autobahntoilette, am Tankrüssel der Tankstelle, am Bahnhof, am Flughafen, im Imbiss. Überall. Nicht alles, was man noch darf, ist auch gut. Lassen Sie es. Bleiben Sie zuhause. Verreisen Sie weder beruflich noch privat. Nach Abflauen der Corona-Krise haben Sie noch ein ganzes Leben, um zu verreisen. Sie müssen das nicht jetzt tun. Sonst laufen Sie Gefahr, dass Sie kein ganzes Leben mehr haben!

7. Was muss ich im Supermarkt beachten?

In nahezu allen Ländern, in denen das Coronavirus eine starke Verbreitung erreicht hat, wurden über kurz oder lang Ausgangssperren – in welcher Form auch immer – verhangen. Der Einkauf von Lebensmitteln wurde allerdings bislang immer erlaubt. Allerdings in unterschiedlichen Dimensionen: Manche Länder erlauben den jederzeitigen Besuch eines Lebensmittelmarkts, andere nur an einer bestimmten Anzahl an Tagen in der Woche oder nur an bestimmten Tagen, aber: Die Lebensmittelversorgung ist sichergestellt. Nicht immer gibt es die Lieblingsnudeln, aber niemand muss verhungern. In Deutschland kann man überdies in allen Städten das Wasser aus der Leitung unbeschränkt trinken, ohne das gesundheitliche Schäden drohen, sodass man auch nicht verdursten muss. Aber auch im Supermarkt lauern Viren. Überall. Deshalb gilt:

a) **Reduzieren Sie Ihre Supermarktbesuche auf ein Minimum.** Gehen Sie nicht jeden Tag einkaufen. Versuchen Sie z.B. für eine Woche im Voraus einzukaufen. Machen Sie sich einen Plan, was Sie die nächsten 7 Tage essen wollen und kaufen dann danach ein. Nutzen Sie Ihre Kühltruhe/Ihr Kühlfach, um Vorräte einzufrieren. Wenn es Ihnen planerisch nicht gelingt, für 7 Tage im Voraus einzukaufen, dann wenigstens für 3 oder 4 Tage. Das sollte jedem möglich sein. Auch Gemüse und Obst hält solange, wenn Sie es frisch einkaufen.

b) **Gehen Sie nicht mit der ganzen Familie einkaufen.** Sofern irgendwie darstellbar, sollte immer nur EINER aus der Familie einkaufen gehen. Es besteht keinen Grund, aus dem Einkaufsvorgang einen Familienausflug zu machen. Das können Sie noch ihr ganzes Leben machen – nach der Coronakrise. Kleine Kinder, die im Supermarkt überall herumlaufen, haben dort nichts zu suchen. Sie fassen unbedarft viele Dinge an und holen oder verbreiten unnötig den Virus. Auch wenn Sie ein glückliches Paar sind: Ihr Partner muss nicht unbedingt mit. Er kann Ihnen auch sagen, was seine Lieblingsmarmelade ist. Halten Sie Einkaufsvorgänge so kurz wie möglich. Ordnen Sie den Einkaufszettel, den Sie schreiben, nach der Reihenfolge, wie die Artikel in Ihrem Supermarkt angeordnet sind, also z.B. erst Obst, dann Brot, dann Wurst...etc. So vermeiden Sie Hin- und Hergelaufe im Supermarkt.

c) **Halten Sie Abstand im Supermarkt zu anderen Einkäufern** und auch zum Verkäufer. Wenn in einem Gang schon jemand ist, gehen Sie in den nächsten oder warten, bis der andere Kunde weg ist. Auch im Supermarkt können Viren von einer Person zur anderen übertragen werden.

d) **Kaufen Sie verpackte Lebensmittel.** Lebensmittel, die typischerweise von vielen vor dem Kauf angefasst werden, sollten Sie vermeiden, wie z.B. Kiwis, Äpfel, Birnen, etc. Hier drücken die meisten Kunden schon mal gerne mit den Fingern darauf, um zu schauen, ob die auch schön fest sind. Lieber die eingeschweißten Äpfel kaufen. Bei allem losen Obst etc. gilt: Zuhause gründlich unter fließendem Wasser abwaschen, bevor es eingelagert wird. Es gibt zwar per Stand 3.2020 keine nachgewiesenen Fälle der Infizierung über Lebensmittel, sagt das Bundesamt für Risikobewertung, aber nur, weil man es nicht nachweisen kann, heißt es nicht, dass es nicht stattfindet. Das Bundesamt empfiehlt das heiße Abwaschen, weil Viren hitzeempfindlich seien.

e) **Nutzen Sie einen Einkaufswagen, wenn möglich.** Das gewährt beim Schieben und Warten an der Kasse einen gewissen Abstand zum Vordermann. Desinfizieren Sie den Griff des Einkaufswagens mit einem Papiertaschentuch und Desinfektionsmittel, bevor sie ihn benutzen. Die anderen mögen Sie angucken, wie Mork vom Ork, aber es geht Ihnen ja nicht um möglichst tolle Blicke von anderen, sondern um eine Nicht-Infektion. Kluge Menschen legen in den

Einkaufswagen eine große Tasche, in die die Lebensmittel gepackt werden, damit die Ware auch nicht in Kontakt mit dem Gitter des Einkaufswagens kommen. Auch dort können Viren lauern.

f) **Halten Sie in der Warteschlange an der Kasse einen Abstand von ca.** 1,5 bis 2 m zum Vordermann ein, und zwar nicht nur direkt am Kassen-Fließband, sondern auch in der Schlange dahinter.

g) **Ob mit Bargeld oder per Karte am Terminal:** Mit beidem kann man sich anstecken. Zwar haben Forscher auf Geldscheinen schon früher bis zu 3000 Arten von Bakterien und Viren nachgewiesen (Biomedizinisches und Pharmazeutisches Institut Nürnberg), aber diese waren meist nur schwach ausgeprägt und für den Menschen eher ungefährlich. Das Corona-Virus ist überdies extrem empfindlich für Eintrocknung. Dennoch besteht natürlich kein Grund, an Geldscheinen zu lecken oder diese an der Nase entlang zu streichen. Nach dem Kontakt mit Geld und auch dem Kartenterminal sollte man sich die Hände waschen oder desinfizieren. Bei kleineren Beträgen (meist bis 25 Euro o.ä.) kann man mit den meisten Bankkarten mittlerweile kontaktlos zahlen – das ist relativ sicher, aber in den meisten Fällen eines Wocheneinkaufs wohl kaum ausreichend.

8. Wie komme ich an Klopapier?

In jedem Land, in dem das Coronavirus um sich greift, fangen die Menschen irgendwann an, irgendetwas zu bunkern, bzw. zu horten. Meist fängt es an, über die sozialen Medien zum Selbstläufer zu werden: Einer berichtet von einem leeren Regal irgendwo, dann fangen Hunderte an, in anderen Supermärkten das Produkt zu kaufen, um nicht vor demselben Problem zu stehen und schaffen damit erst ein Problem, was ansonsten gar nicht da wäre. Die Menschen suchen in unsicheren Zeiten Sicherheit. Sie wollen in Deutschland wenigstens die Sicherheit haben, sich den Po abputzen zu können und wollen cleverer sein als andere und horten deswegen einen Halbjahres-Vorrat Klopapier. Der Arbeitsplatz ist zwar nicht sicher und der Gesundheitszustand nicht, aber man kann in Facebook posten, dass man 100 Rollen Klopapier gekauft hat. Gehortet werden:

- In Deutschland: Nudeln, Nudelsaucen, Klopapier, Desinfektionsmittel, Mehl
- In Italien: Zigaretten und Grappa
- In USA: Medikamente und Waffen
- Frankreich: Rotwein und Kondome
- Niederlande: Marihuana und Käse

So manch Deutscher wird denken, dass er im falschen Land lebt. Aber der Deutsche denkt halt häufig pragmatisch. Aber RAR sind all die Güter natürlich nicht. Und die Supermärkte wollen natürlich auch ein Geschäft machen und haben die häufig gekauften Mengen in großen Mengen in der Industrie nachgekauft. In Deutschland haben die großen Klopapierfabriken die Produktionskapazität teilweise um 50% ausgeweitet, mehr ging nicht. In Asien eingekauftes Klopapier braucht auf dem Seeweg halt 2-3 Wochen, bis hier containerweise ankommt. Große Klopapierfabriken sind auch in der Türkei, von aus auch ganze Lastwagenkolonnen nach Deutschland unterwegs sind. Klopapier ist für die Logistiker der Supermarktketten natürlich ein Graus: Es nimmt beim

Transport unheimlich viel Platz weg und bringt nur einen relativ niedrigen Verkaufspreis. Eine Rolle Klopapier kostet in Asien deutlich unter 10 Cent im Großhandelseinkauf. Die meisten Kosten entstehen beim Transport von A nach B. Aber Klopapier ist nicht selten. Es besteht kein Anlass, dieses für ein Jahr im Voraus zu horten.

Ein Vorrat für 2 bis 4 Wochen ist durchaus ok, mehr braucht es eigentlich nicht.

Wenn Ihre Klopapiervorräte schwinden, kommen Sie über folgende Strategien an Klopapier:

a) Erkundigen Sie sich online, wann die Supermärkte in ihrer Stadt öffnen. Dies ist von Supermarkt zu Supermarkt natürlich unterschiedlich. Die Bandbreite reicht oft von 7 Uhr bis 22 Uhr, aber nicht alle öffnen schon so früh. In vielen Supermärkten wird morgens in der Stunde vor der ersten Öffnung nochmal die Ware aufgefüllt. Stehen Sie früh auf und sind Sie VOR der Öffnungsuhrzeit am Markt, ggf. auch 15 Minuten früher, um in der Schlange vorne zu stehen. Gehen Sie dann als erstes zum Ort im Supermarkt, wo das Klopapier lagert. Liegt dort keines, fragen Sie ruhig, wann das wieder aufgefüllt wird. Manche Supermärkte sortieren morgens vor Öffnung nur Obst und Gemüse neu ein, andere Waren werden vormittags oder mittags geliefert und aufgefüllt. Erscheinen Sie dann zu dieser Uhrzeit neu.

b) Versuchen Sie die Strategie zu (a) vor allen Dingen bei großen Supermärkten wie real, Kaufland – erst danach bei Aldi, Lidl, Müller, dm und Kollegen. Riesenmärkte bekommen meist auch größere Lieferungen, füllen teilweise mehrmals am Tag nach.

c) Kaufen Sie Klopapier online: Die meisten Supermarkt-Lieferdienste haben Klopapier mittlerweile auf „nicht lieferbar" gesetzt, aber Sie finden sowohl auf Ebay.de wie auch auf amazon.de Klopapier in unterschiedlichsten Ausprägungen zu annehmbaren Preisen. Achten Sie auf die Lieferzeit. Billigst-Angebote aus China haben oft Lieferzeiten von 1 bis 2 Monaten. Damit werden Sie in der Regel nichts anfangen können. Große Gebinde mit 16 oder 24 Rollen oder mehr sind im Regelfall günstiger, als wenn Sie nur 2 oder 8 Rollen kaufen. Kaufen Sie sich online einen Vorrat für 1-2 Monate, das gibt Ihnen bei den nächsten Einkäufen im Supermarkt Gelassenheit. Es kostet online einen Schnaps mehr als im Supermarkt, aber das ist der Preis für die Gelassenheit, die Sie bei den nächsten Einkäufen im Supermarkt haben. Sie müssen dafür nicht tagelang morgens auf die Pirsch gehen. Durch die gestiegene Produktion wird sich auch der Klopapier-Run in den Supermärkten über kurz oder lang beruhigen. Wer schon 4-5 Achterpackungen Klopapier zuhause hat, kauft keine zehn Packungen mehr hinzu.

d) Vergleichen Sie Klopapierpreise über Preisvergleichsmaschinen im Internet, die auch diverse Anbieter jenseits von Ebay, Amazon und Co. auflisten. Solche Preisvergleichsmaschinen sind z.B. www.idealo.de , www.billiger.de oder auch www.geizhals.de. Auch in Zeiten größter Nachfragen finden Sie dort immer eine Reihe von Anbietern, die noch zeitnah liefern können.

e) Wenn gar nichts mehr geht: Den Popo kann man sich auch mit Papier-Taschentüchern, Kosmetik-Tüchern oder - wenn nichts mehr hilft - mit Küchenpapier abputzen. Alles noch besser als das, was die Generation unserer Großeltern nach dem Krieg gemacht hat: Zeitungspapier auseinandergeschnitten. Und auch das haben die Großeltern überlebt. Und deren Popo auch. Das heißt auch: Beim nächsten Einkauf auch mal Tempo, Zewa und Co. in den Korb, wenn verfügbar.

9. Welches Desinfektionsmittel ist geeignet?

Wenn Sie Desinfektionsmittel kaufen, achten Sie darauf, dass diese auch gegen Viren wirksam sind. Viele Desinfektionsmittel am Markt bekämpfen zwar Bakterien, nicht aber Viren. Mit einem antibakteriellen Mittel können Sie das Coronavirus nicht klein kriegen. Insoweit sind manche Hamsterkäufe von lediglich antibakteriellen Mitteln gegen COVID-19 völlig sinnbefreit.

Ob ein Mittel gegen Viren wirksam ist, erkennen Sie an der Aufschrift. Es sollte als „viruzid" oder „begrenzt viruzid" bezeichnet sein. Ein auch nur begrenzt viruzides Mittel reicht völlig aus:

- BEGRENZT VIRUZID: Diese Desinfektionsmittel inaktivieren neben Bakterien alle behüllten Viren. Behüllte Viren sind z.B. die Corona- oder auch Influenzaviren. Damit sind diese Mittel im Kampf gegen das Coronavirus ideal
- BEGRENZT VIRUZID PLUS: Diese Desinfektionsmittel inaktiven neben Bakterien und behüllten Viren auch die unbehüllten Viren der folgenden Arten: Noroviren, Adenoviren oder Rotaviren
- VIRUZID: Diese Desinfektionsmittel inaktivieren Bakterien, behüllte und unbehüllte Viren

Sie müssen aber nicht mit Kanonen auf Spatzen schießen. Es reicht völlig aus, begrenzt viruzide Desinfektionsmittel zu verwenden. Diese gibt es z.B. in der Apotheke. Selbst wenn es dort einmal nicht vorrätig sein sollte, kann dies i.d.R. bestellt werden und ist kurze Zeit später dort vorrätig. Kaufen Sie sich einfach 1-2 Sprayflaschen eines solchen Mittels und Sie kommen damit eine Weile aus. Eine solche Flasche sollte immer im Auto sein, sodass Sie z.B. vor und nach dem Supermarktbesuch die Hände desinfizieren können. Manche dieser Mittel haben eine Beigabe, die das

Austrocknen der Haut verhindern soll, andere nicht. Desinfektionsmittel bestehen meistens zum Großteil aus Alkohol, der die Haut austrocknet. In Coronazeiten macht es also Sinn, sich abends vor dem Zubettgehen einmal die Hände mit einer Creme einzureiben. Nivea oder andere reichen da völlig aus.

Wie benutze ich das Desinfektionsmittel richtig?

Einfach in ausreichender Menge (mind. 3 ml) in die hohle und trockene Hand geben oder sprühen und die Hände dann verreiben. Dabei mit den Fingern in die Fingerzwischenräume der anderen Hand gehen. Das sollte mindestens ca. 30 Sekunden dauern. Nicht mit Wasser nachspülen.

Welche Mittel sollte ich in der Apotheke kaufen?

Die Standard-Desinfektionsmittel sind in der Apotheke häufig ausverkauft. Schwenken Sie daher um auf Mittel, die Chirurgen z.B. zur Haut- oder Oberflächen-Desinfektion verwenden oder Ärzte zur Desinfektion vor dem Setzen einer Spritze. Diese sind häufig besser in Apotheken verfügbar. Achten Sie aber auf den Zusatz „farblos". Chirurgen nutzen manchmal rot gefärbte Mittel, um besser nachvollziehen zu können, wo desinfiziert wurde. Das brauchen Sie zum Coronaschutz natürlich nicht. Mit relativ guter Verfügbarkeit gibt es Apotheken z.B. folgende Mittel in Sprühflaschen:

- Kodan Tinktur Forte farblos
- Softasept N

Häufig vergriffen, aber gut:

- Sterillium

Achtung: So manches Desinfektionsmittel ist auch brennbar. Mit brennender Zigarette im Mund kann das zu unangenehmen Überraschungen führen.

10. Desinfektionsmittel selbst machen

So manchem ist es zu dumm, in der Apotheke auf die Lieferung auf das Desinfektionsmittel zu warten: Desinfektionsmittel kann man auch selber machen – zumindest, solange man die Inhaltsstoffe zum Zusammenmischen noch beziehen kann. Per Ende März 2020 ist das noch möglich, obwohl der eine oder Lieferant schon die Preise für die an sich preiswerten Bestandteile angezogen hat. Die meisten fertigen Desinfektionsmittel basieren einfach auf hochprozentigem Alkohol (über 60%), der dann dafür sorgt, dass die Lipidhülle des Coronavirus beschädigt wird. Die gleiche Wirkung hat zwar Seife (Tenside), aber nicht immer haben wir unterwegs Seife und Wasser zum Waschen zur Verfügung, weswegen Desinfektionsmittel mit Alkohol als nützlich empfunden werden.

Die Weltgesundheitsorganisation WHO empfiehlt z.B. die folgende Zusammensetzung für 1 Liter selbst hergestelltes Desinfektionsmittel, welches gegen das Coronavirus wirksam ist:

- 830 ml Ethanol (96%), alternativ 750 ml Isopropylalkohol (99,8%)
- 42 ml Wasserstoffperoxid (3%)
- 15 ml Glycerin (98%)
- 110 ml destilliertes/abgekochtes Wasser (bei Isopropylalkohol: 193 ml Wasser)

Die Zutaten kann man in beliebiger Reihenfolge in einem größeren Gefäß zusammenmischen und dann in Sprühflaschen abfüllen. Leere Sprühflaschen gibt es z.B. in der Apotheke, aber natürlich auch bei Versendern. Die Rohzutaten gibt es auch in jeder Apotheke oder auch bei Amazon, Ebay oder anderen Anbietern. Die Zutaten sind alle billig, kosten im einstelligen Eurobereich. Achtung: Erste Verkäufer ziehen bereits die Preise kräftig an. Fair wäre 1l Alkohol für max. 3 bis 6 Euro.

ACHTUNG: Offenes Feuer und Hitze vermeiden. Alkohol ist leicht entzündlich. Also nicht am offenen Kamin herstellen und bei der Herstellung nicht rauchen. Kerze vom Tisch.

Wofür sind die Zutaten im Desinfektionsmittel?

- Das **Glycerin** muss nicht unbedingt hinein, dient nur als Feuchthaltemittel, damit die Haut nicht austrocknet. Man kann es auch weglassen und dafür abends einmal die Hände mit einer Handcreme seiner Wahl eincremen.

- Mit **Wasserstoffperoxid** kann man kontaminierende Bakterien abtöten, auch gegen Sporen in der Lösung. Es bekämpft nicht die Viren

- **Ethanol** oder **Isopropylalkohol** zerstören die Lipidhülle des Coronavirus und sind der eigentliche Wirkstoff

Wer sich ganz schnell etwas zusammen mischen will, nimmt einfach 800 ml Ethanol und 200 ml abgekochtes Wasser, mischt das und fertig ist das Desinfektionsspray. Aber das ist das Modell „einfachst" – ohne Hautschutz – ohne Bakterientöter...

Alternatives Desinfektions-Rezept:

- 800 ml Ethanol
- 200 ml destilliertes Wasser
- 1 Teelöffel Zitronensäure

Die Zitronensäure als Zusatz reduziert die Infektionsfähigkeit der Viren. Forscher hatten dies bereits bei der Norovirus-Welle entdeckt. Das Citrat bindet sich an genau der Stelle, mit der das Virus beim Infektionsvorgang mit den gesunden Zellen in Kontakt kommt. Es wirkt wie eine Isolationsschicht.

11. Hilft die Pneumokokken-Impfung gegen COVID-19?

Einige Menschen haben sich nach Ausbruch des Coronavirus um eine Pneumokokken-Impfung bemüht. Doch hilft das gegen Corona?

Nein. Zumindest nicht direkt. Die Pneumokokken-Impfung, die auch Bundeskanzlerin Angela Merkel im März 2020 genossen hat verhindert nicht die Infektion mit dem Coronavirus.
Aber: Pneumokokken-Infektionen können zu schweren Lungenentzündungen und einer Sepsis führen, was im Regelfall einen Intensivstationsaufenthalt incl. künstlicher Beatmung bedeutet.

Insoweit entlasten Pneumokokken-Geimpfte das Gesundheitssystem.

Auch darf man nicht außer Acht lassen, dass die Impfung gegen Pneumokokken das Risiko einer bakteriellen Superinfektion durch Pneumokokken bei COVID-19-Patienten verhindern kann. Bei Influenza-Patienten sind solche Superinfektionen eine bekannte Komplikation.

Empfohlen wird eine solche Pneumokokken-Impfung vor allen Dingen für Ältere (ab 70) und Personen mit Atemwegserkrankungen.

Direkt schützen vor COVID-19 kann eine Pneumokokken-Impfung aber nicht.

12. Wann gibt es Impfstoffe gegen Corona?

Die Wissenschaftler auf der ganzen Welt arbeiten mit Hochdruck an einem Impfstoff gegen SARS-CoV-2, aktuell laufen weltweit mehr als 50 größere Impfstoffprojekte, die alleine bei der Weltgesundheitsorganisation WHO gelistet sind.

Auch das Deutsche Zentrum für Infektionsforschung (DZIF) ist involviert. Eine Impfstoffentwicklung ist jedoch langwierig und ist bisher immer in mehreren Phasen verlaufen:

1. Analyse des Virus
2. Design des Impfstoffes
3. Erprobung an Tieren
4. Erprobung an menschlichen Freiwilligen
5. Zulassungsverfahren
6. Massenproduktion

Naturgemäß braucht eine solche Entwicklung Zeit, weswegen der Ansatz einiger Forscher auch war, zu prüfen, ob nicht bereits fertig entwickelte Impfstoffe, die eigentlich für andere Krankheiten vorgesehen sind oder waren, nicht auch gegen Corona eingesetzt werden können. Hier gibt es einige Hoffnungsschimmer.

Einige dieser Projekte sind bereits in Phase 4 (s.o.) oder werden dies in Kürze sein:

- Moderna in den USA, zusammen mit dem nationalen Gesundheitsinstitut entwickelt, wird seit 16.3.2020 erprobt
- CanSinoBIO in China, wird seit 17.3.2020 erprobt
- Inovio in den USA: Planen ab April die Erprobung an 30 Freiwilligen. Bis Jahresende will man 1 Million Impfdosen herstellen können

- Oxford Universität unter Prof. Sarah Gilbert: Tierversuche ab April 2020
- BioNTech/Pfizer/Fosun Pharma: Mittel wird ab Ende April in Europa, USA und China erprobt
- Novavax: Mittel wird ab Mai oder Juni erprobt
- CureVac aus Deutschland: Erprobung ab Frühsommer möglich

Das zuletzt genannte Unternehmen wird von einem deutschen Milliardär maßgeblich unterstützt. Wer auch immer als erster einen Impfstoff entwickelt, der serienreif gegen das Coronavirus eingesetzt werden kann, darf sich sicher sein, Milliardenumsätze damit zu generieren.

Per Stand Ende März 2020 gibt es aber noch keinen zuverlässig funktionierenden Impfstoff gegen das Corona-Virus. Weder einen, der nachweislich effizient funktioniert, noch einen der zugelassen ist.

Blutplasma-Impfstoff von Takeda

In Wien versucht man beim Pharmakonzern Takeda einen Impfstoff gegen das Coronavirus aus dem Blutplasma geheilter Patienten zu gewinnen. Diese Methode – früher als Passivimpfung bekannt – ist nicht wirklich neu, aber kann effektiv sein. Der Mensch übersteht Infektionskrankheiten ja dadurch, dass der Körper spezifische Immunglobulin-G-Antikörper produziert. Diese Antikörper besiegen dann erfolgreich die erfolgte Infektion. Zumindest im Optimalfall. Die Antikörper befinden sich anschließend im Blutplasma und schützen meist anhaltend vor weiteren Infektionen. Bei Takeda will man nun durch Fraktionierung die Antikörper aus dem Plasma konzentrieren und haltbar machen. Erkrankte andere Patienten können dann die Antikörper aus dem Plasma in konzentrierter Form zugeführt bekommen und genesen dann. Im Optimalfall. Takeda produziert in Wien bereits 17 plasmabasierte Produkte und zeigt sich zuversichtlich einen Impfstoff noch in 2020 fertigstellen zu können. Die Methode dieser Blutserum-Therapie geht auf den Deutschen Emil von Behring zurück. Mit dieser Methode hat er Arzneimittel gegen Diphtherie und Wundstarrkrampf (Tetanus) entwickelt. Bevor von Behring 1890 seine Forschungsergebnisse veröffentlichte, waren in Deutschland jährlich 50.000 Kinder an Diphtherie verstorben.

13. Wo kann ich mich überhaupt über aktuelle Corona-Zahlen informieren?

In Zeiten von Corona ist es sicherlich wichtig, über aktuelle Informationen rund um Corona zu verfügen. Sonst kann es sein, dass Sie aus dem Haus gehen und dürfen es gar nicht, weil eine harte Ausgangssperre in Ihrer Stadt verhängt worden ist...

Allerdings sollten Sie sich auch nicht verrückt machen lassen. Das Leben geht weiter und die Welt dreht sich weiter. Es nützt Ihnen nichts, wenn Sie den ganzen Tag auf Facebook & Co alle paar Sekunden oder Minuten neue Nachrichten anklicken und sich den Kopf vernebeln lassen. Leicht steigert man sich dann in etwas hinein und handelt nur noch problemorientiert, statt lösungsorientiert. Planen Sie feste Zeiten für die Informationsaufnahme ein, z.B. morgens eine halbe Stunde nach dem Aufstehen, beim Frühstück und abends noch einmal eine halbe Stunde und gut ist. Es ist nicht erforderlich, dass Sie tagsüber alle paar Minuten wissen müssen, wo gerade in welcher Stadt welches Regal leer ist und wo wer gestorben ist. Sie begeben sich sonst in eine Hysterie, aus der Sie nur noch schwer rauskommen. Spielen Sie lieber mit ihren Kindern Memory, gehen spazieren, solange Sie das noch dürfen oder reden mit Ihrem Partner. Da haben Sie mehr davon. Backen Sie einen Kuchen oder probieren Sie ein neues Kochrezept aus. Lenken Sie sich ab. Beschäftigen Sie sich nicht den ganzen Tag mit Corona. Das Virus ist da draußen, aber sie dürfen sich nicht auch noch mental davon vereinnahmen lassen.

News über Corona erhalten Sie z.B. hier:

- News.google.com
- Rki.de (Robert Koch Institut)
- coronavirus.jhu.edu/map.html (Weltweite Karte Corona)

- bundesgesundheitsministerium.de
- infektionsschutz.de (Seite der Zentrale für gesundheitliche Aufklärung)

14. Wie können Ärzte Corona überhaupt behandeln?

Aktuell gibt es noch kein Medikament gegen Corona. Zumindest keins, welches eine Zulassung hat. In den weitaus allermeisten Fällen verläuft eine Infektion mit dem neuen Coronavirus auch sehr milde und muss überhaupt nicht behandelt werden. Viele Infizierte zeigen noch nicht einmal Symptome. Bei einer schweren Infektion allerdings stehen Maßnahmen wie die künstliche Sauerstoffgabe, Ausgleich des Flüssigkeitsverlusts und ggf. auch Antibiotikagabe zur Behandlung bakterieller Alternativ-, bzw. Begleitinfektionen im Vordergrund. Relevante Grunderkrankungen müssen natürlich auch weiterbehandelt werden.

Aber eine spezifische, gegen das neue Coronavirus selbst gerichtete Therapie ist schlichtweg noch nicht existent. Auch wenn erste Experimente mit bereits existierenden Medikamenten gemacht werden. Z.B. mit Medikamenten gegen Ebola.

15. Medikamente in der Diskussion gegen Corona

Im Kampf gegen das Coronavirus und die Krankheit COVID-19 sind verschiedene schon für andere Krankheiten entwickelte Medikamente in der Diskussion und Erprobung. Aber noch ist keines zuverlässig im Einsatz gegen das Coronavirus erprobt. In der Diskussion sind u.a.:

- **Kaletra:** Ein HIV-Medikament, welches zwei sogenannte Protease-Hemmer kombiniert, nämlich Lopinavir und Ritonavir. Dieses Medikament wurde bereits in der SARS-Epidemie 2002/2003 eingesetzt und hat eine Zulassung zur Behandlung der HIV-Infektion. Dort wird es als Saft oder Tablette eingesetzt. Die Kombination der enthaltenen Wirkstoffe blockiert Mechanismen, die das Virus benötigt, um in die Zellen einzudringen. Ärzte überlegen, es bei COVID-19 einzusetzen, wenn die Atmung von alleine nicht mehr funktioniert und der Patient beatmet werden muss, was bei schweren Verläufen der Fall ist. Bei einer Studie in China an 199 COVID-19-Patienten konnte aber bei der Sterblichkeit nach 28 Tagen kein wirklich signifikanter Unterschied zwischen der Gruppe der mit dem Medikament behandelten Patienten und der Gruppe derer, die kein Medikament bekommen haben, festgestellt werden
- **Remdesivir**: Aktuell wohl der Hoffnungsträger unter den bereits entwickelten Medikamenten. Dieses Medikament wurde eigentlich gegen Ebola entwickelt, hat aber nie eine Zulassung bekommen, weil die Wirksamkeit unzureichend war. In Zellkulturen und Versuchen mit

dem Coronavirus konnten jedoch Bekämpfungserfolge verzeichnet werden. Remdesivir verhindert zwar nicht das Eindringen des Coronavirus in die Zelle, aber es konnte nachweislich die Vermehrung im Lungengewebe hemmen, indem gezielt Vorgänge in der Zelle blockiert werden, die das Viruserbgut kopieren. Das Bundesinstitut für Arzneimittel und Medizinprodukte hat im März 2020 gleich zwei Studien genehmigt, beim dem Remdesivir auch in Deutschland gegen COVID-19 getestet werden soll. Aktuell ein Hoffnungsträger. Das Medikament verfügt aktuell in Deutschland über keine Arzneimittelzulassung.

- **Chloroquin:** Wird seit Jahrzehnten gegen Malaria eingesetzt. Es gibt in mehreren Ländern Versuche an Covid-19-Patienten. Die Ergebnisse sind aber bislang mindestens zweifelhaft, vor allen Dingen wegen der starken Nebenwirkungen. Damit es überhaupt im Lungengewebe ankommt, muss es sehr hoch dosiert werden. Auch in Deutschland will man Studien damit machen. US-Präsident Trump nannte das Mittel gegen Ende März „möglicherweise ein Wundermittel und den Durchbruch im Kampf gegen COVID-19". Genannt wurde die Kombination zweier Präparate: Hydroxchloroquin und das Antibiotikum Azithromycin. Nach Trumps Rede gab es in den USA einen Run auf das Medikament, weil auch im Laborversuch die Vermehrung von Viren mit Chloroquin gebremst werden konnte. Ein Paar aus Arizona nahm Trumps Hoffnung allerdings zu wörtlich und nahm das Medikament vorsorglich ein, obwohl überhaupt keine Symptome der Krankheit vorlagen. Der 68-jährige Mann verstarb, - ihm wurde bereits 20 Minuten nach der Einnahme übel.

Diese schweren Medikamente sollte man keinesfalls leichtfertig einnehmen. Schon gar nicht ohne ärztliche Überwachung.

Alle diese Medikamente sind bislang aber nur gedacht für absolut schwere Krankheitsverläufe und nicht für Erkrankte, die nur Husten und Schnupfen oder Fieber haben. Für den Einsatz wird eher ein Aussetzen der Atmung oder die bevorstehende Atemaussetzung erforderlich sein.

Ein getestetes und zuverlässiges Medikament gegen das Coronavirus gibt es im Moment nicht. Nicht in Deutschland und nicht in der Welt. Es gibt bislang nur Versuche an Patienten. Ob sich jemand als Versuchskaninchen zur Verfügung stellt, muss jeder für sich selbst entscheiden. Am Institut für Tropenmedizin in Tübingen will man das Malariamittel Chloroquin auch im Kampf gegen COVID-19 testen.

16. Wie stirbt das Corona-Virus?

Das Corona-Virus kann nicht sterben. Es lebt nämlich gar nicht. Und was nicht lebt, kann auch nicht sterben. Coronaviren gelten wie alle Viren nicht als Lebewesen.

Im Unterschied zu Körperzellen oder Bakterien sind Viren sehr einfach aufgebaut. Viren haben nur ein Ziel: Sich mit Hilfe eines Wirts (hier der Mensch) zu vermehren. Viren können über bestimmte Bindungsstellen an der Zelloberfläche einer Körperzelle andocken. Damit verschaffen sie sich einen Zugang in das Zellinnere. Coronazellen nutzen dafür vornehmlich Zellen im Atemtrakt, also z.B. im Rachen und später in der Lunge.

Ist das Coronavirus einmal in eine Zelle eingedrungen, wird die Körperzelle dazu gezwungen, das Coronavirus-Erbgut zu vervielfältigen und immer neue Virushüllen herzustellen. Eine befallene Körperzelle wird somit zur Virusproduzent und kann z.B. 1000 neue Viren produzieren. Wenn die neuen Viren die Körperzelle verlassen haben, bleibt die Körperzelle selbst geschädigt zurück. Natürlich versucht das körpereigene Abwehrsystem eine weitere Ausbreitung der Viren zu verhindern: Dazu werden gezielt Antikörper gebildet, die die Coronaviren erkennen sollen und erkennen können. Sobald das körpereigene Immunsystem genug passende Antikörper gebildet hat, ist man vor einer erneuten Infektion geschützt.

Die Crux ist nur: Bei manchen Patienten ist die Antikörperbildung nicht oder nicht mehr im erforderlichen Maße möglich, z.B. wegen anderer Vorerkrankungen oder hohen Alters: Diese Menschen versterben dann an einer Coronavirus-Infektion.

Es gibt mittlerweile auch erste Versuche, das Blutplasma von jungen Menschen, die Antikörper gebildet haben, älteren Menschen zu spenden, damit diese den Kampf gegen das Coronavirus überstehen. Aussagekräftige Ergebnisse aus Studien liegen dazu aber noch nicht vor.

Ein Virus kann also, obwohl es noch nicht einmal ein Lebewesen ist (im Gegensatz zum Bakterium) und auch nur ein Hundertstel mal so klein ist ein Bakterium einen ganz schönen Schaden im Körper anrichten.

Viren können nichts von allein, Sie brauchen immer einen Wirt.

Ein Virus besteht aus der Gesamtheit seiner Gene (dem Genom) und ist von einem schützenden Proteinmantel umgeben, der sich Capsid nennt. Darum ist noch eine Lipid-Membran als Hülle. Und auf dieser sitzen nochmal kleine spezifische Eiweiße. Diese Eiweiße (Proteine) sehen beim Corona-Virus aus wie kleine Krönchen, weswegen der Name „Corona" für Krone vergeben wurde.

Seife und Alkohol deaktivieren das Virus

Die Lipid-Hülle ist einer der knackbaren Punkte eines Virus: Mit Seife (Tenside) oder Alkohol kann man die Lipid-Hülle zerstören. Dadurch wird das Virus inaktiv.

Viren leben aber nicht und können deswegen auch nicht sterben. Sie können nur inaktiv werden. Oder zerstört werden. Aber sie haben keinen eigenen Stoffwechsel. Viren sind im Prinzip nichts anderes als genetische Informationen, die in einer Proteinhülle verpackt sind. Im COVID-19-Fall allerdings eine ziemlich unangenehme Verpackung.

17. Ist das Tragen eines Mundschutzes sinnvoll?

Nichts wurde in Deutschland so kontrovers diskutiert wie das Tragen eines Mundschutzes während der Coronakrise. Direkt am Anfang der Verbreitung des Coronavirus fühlten sich gleich mehrere Politiker und auch Experten genötigt, öffentlich mitteilen zu müssen, dass das Tragen eines solchen Schutzes überflüssig, unnötig und nicht sinnvoll sei.

Mit zunehmender Verbreitung der Krankheit in Deutschland scheint man das differenzierter zu betrachten. Erste Politiker haben auch schon zugegeben, dass diese Ersteinschätzungen eher der Tatsache geschuldet waren, dass nicht genug Masken für alle da sind. Die Masken wurden nämlich in der Vergangenheit vor allen Dingen in Asien in Massen preiswert hergestellt und dort selbst gebraucht. Deutschland hat am Anfang der Krise sogar Massen zu Zehntausenden nach China geschickt. Nicht ahnend, dass man die einmal selbst brauchen könnte.

Ein einfacher Mundschutz, wie ihn Schwestern manchmal im Krankenhaus tragen, hilft tatsächlich dabei, den Flug von Tröpfchen aus dem eigenen Mund in die Umgebung zu unterbrechen. Wenn man selber also Virenträger ist, verhindert man somit die Ansteckung von anderen. Wenn alle Deutschen draußen in der Krise einen Mundschutz tragen würden, wäre die Ansteckungsgefahr deutlich kleiner. Allerdings schützen die Einfach-Mundschutz-Versionen nicht 100%ig sicher vor einer Virenansteckung von Dritten. Zudem wird durch den Mundschutz eine Art Pseudosicherheit für den Träger vermittelt, die ihn ggf. unvorsichtig werden lässt. Wer Mundschutz trägt und mit seinen Fingern auf eine mit Viren besetzte Türklinke fasst und sich anschließend unter dem Mundschutz an der Nase kratzt, hat keinen wirklichen Vorteil.

Aber es ist besser, einen einfachen Mundschutz zu tragen, als keinen. Überlegen Sie sich also bei fortgeschrittener Krise, ob Sie sich nicht doch so einen Mundschutz besorgen oder wenigstens ein Tuch (doppelt gelegt) vor Mund und Nase binden. Gute Mundschutz-Typen haben einen Knick an der Nase damit das Produkt dort besser anliegt.

Mittlerweile gibt es mehrere Textilbetriebe in Deutschland, die sich auf das Nähen von (nicht klinisch zertifizierten) Mundschutzartikeln spezialisiert haben, auch der deutsche T-Shirt-Hersteller Trigema ist helfend eingesprungen. Wohl auch, weil der sonstige Textilienabsatz über geschlossene eigene Geschäfte weggebrochen ist.

FFP-3-Mundschutz: auf der sicheren Seite

Wenn Sie ganz auf der sicheren Seite sein wollen, besorgen Sie sich (notfalls über ebay.de oder amazon.de) einen FFP-3-Mundschutz, diese sind geeignet, auch kleinste Nanopartikel bis 0,001µm sicher zurückzuhalten. Sie sind aber auf jeden Fall deutlich besser als eine einfache Mundschutz-Binde. In China und Korea haben viele Bürger solche Masken getragen, was die Ausbreitung sicher auch deutlich verringert hat. Es ist Ihr Leben. Lieber 4 Wochen aussehen wie Mork vom Ork als ein ganzes Leben tot sein. Sie erkennen die FFP-3-Mundschutzmasken meist daran, dass sie ein separates Ventil haben, - es gibt aber auch welche ohne Ventil.

Einfache Mundschutzmasken haben vor der Coronakrise im 100er-Pack oft noch keine 3-4 Euro gekostet, heute werden solche Preise (und mehr) für einzelne Masken erzielt.

Jede Maske ist besser als keine Maske. Eine FFP-3-Maske ist besser als eine FFP-2-Maske. Das hängt im Wesentlichen von Ihrem Geldbeutel ab.

18. Wie lange überlebt das Virus überhaupt auf Flächen?

Zunächst einmal: Da das Virus nicht lebt, kann es auch nicht sterben, aber es kann vom aktiven in den inaktiven Zustand übergehen. Forscher auf der ganzen Welt haben versucht, herauszufinden, wie lange wohl so ein Virus auf Kartons, Türklinken oder anderen Flächen „überleben" kann, d.h. wie lange es dort aktiv bleibt: Das Ergebnis ist: LANGE

Das heißt: Schützen und Hände waschen, bzw. desinfizieren ist das A und O. Wer gar nicht erst rausgeht, kann sich draußen auch nicht infizieren. Denken Sie immer daran.

Versuche in einem Schweizer Labor ergaben:

- Auf Papier: nach 24h ist die Kontamination weitgehend vorbei
- Auf Edelstahl: Auch 72h waren noch Viren nachweisbar
- Auf Kunststoff und Edelstahl: Auch nach 72h waren noch infektiöse Viren nachweisbar

Worauf das Virus offensichtlich „keine Lust" hat, ist Kupfer: Auf Kupfer blieb das Virus kaum länger als 4h aktiv

Aber ACHTUNG! Dies sind alles Forschungsergebnisse, die mit Zellkulturen und Labor-Oberflächen gemacht worden sind.

An deutschen Unis wurden Versuche gemacht, die auch **nach 9 Tagen**(!) noch aktive Viren auf Flächen nachweisen konnten.

In der Praxis haben sich Viren-Bestandteile sogar deutlich länger gehalten: Auf dem Kreuzfahrtschiff Diamond Princess, auf welchem zahlreiche Corona-Infizierte in Quarantäne gehalten worden sind, haben Forscher auch 17 Tage(!) nach Evakuierung der Passagiere in deren Kabinen noch RNA solcher Viren nachgewiesen und zwar sowohl in Kabinen von Gästen, die Symptome gezeigt haben, als auch in Kabinen von Gästen, die gar keine Symptome der Krankheit gezeigt haben. Dies wurde von amerikanischen Gesundheitsbehörden am 23.3.2020 veröffentlicht. Es betrifft sowohl das Schiff Diamond Princess in Japan, als auch das Schiff Grand Princess in Kalifornien. Die RNA, das genetische Material des Virus, der COVID-19 auslöst, konnte auf verschiedenen Kabinenoberflächen gefunden werden.

Viren-Überlebenstabelle aus China

In China haben die Behörden in Wuhan die folgenden Überlebenstabellen für Viren an die Bevölkerung ausgehändigt:

- Luft 10 bis 15 Grad: 4 Stunden
- Luft 25 Grad: 2-3 Minuten
- Tröpfchen unter 25 Grad: 24 Stunden
- Nicht gewebter Stoff 10-15 Grad: max. 8 Stunden
- Holz: 48 Stunden
- Rostfreier Stahl: 24 Stunden
- Alkohol mind. 75%: weniger als 5 Minuten

Auch wenn Handlungsanweisungen voneinander abweichen: Der Virus hält sich ganz schön lange auf den üblichen Flächen wie Türklinken, Aufzugsknöpfen, Einkaufswagengriffen, Bezahltastaturen, Geldautomaten, Kontoauszugsdruckern, Haltegriffen in Bus und Bahn. Von mehreren Stunden müssen Sie auf jeden Fall ausgehen. Auch in warmen Ländern, wie z.B. Spanien, Kalifornien oder Florida hat sich der Virus rasend schnell verbreitet. Glauben Sie also nicht daran, dass Epidemien automatisch im

Sommer enden, weil es warm wird: Der Einkaufswagengriff im Supermarkt wird im Sommer nicht so heiß und überträgt dann immer noch wunderbar Infektionen.

Die meisten Forscher bestehen aber darauf, dass sich die weitaus meisten Personen über die Tröpfchen-Infektion von Person zu Person infiziert haben. Das mag richtig sein, aber die Person, die Sie ansteckt, hat sich die Infektion vielleicht doch von einem Einkaufswagengriff oder dem Bedienknopf der Kaffeemaschine im Hotelrestaurant geholt. Ausschließen können Sie das nicht.

Vorsicht ist die Mutter der Porzellankiste: Fassen Sie so wenig wie möglich an und sobald Sie etwas angefasst haben, desinfizieren Sie sich die Finger oder waschen diese. Dann kommen Sie erst gar nicht in Versuchung, mit den infizierten Fingern in das Gesicht zu fassen.

19. Wie kann ich auf Reisen eine Infektion vermeiden?

Erster Tipp: Reisen Sie erst gar nicht. Versuchen Sie, Reisen in Zeiten einer Corona-Pandemie zu vermeiden. Solche Reisen, egal ob erlaubt oder nicht erlaubt, ob privat oder geschäftlich erhöhen das Risiko, sich die Infektion einzufangen. Lassen Sie das also nach Möglichkeit. Auch nicht zu Opas 80.Geburtstag.

Wenn Sie es doch tun müssen, gelten die einfachen **Regeln: So wenig wie möglich anfassen, so wenig Kontakte wie möglich und so viel Händewaschen wie möglich.**

Ansonsten:

- Tragen Sie während der Reise in öffentlichen Verkehrsmitteln einen Mundschutz
- Nehmen Sie ausreichend Flüssigkeit zu sich
- Vermeiden Sie Aufenthalte an Orten mit vielen Personen. Schon gar nicht länger.
- Vermeiden Sie öffentliche Toiletten o.ä. – wenn es sich nicht vermeiden lässt, fassen Sie nichts direkt an. Nur über Papier oder Handschuhe. Waschen Sie sich gründlich die Hände
- Wenn Sie essen müssen, essen Sie nur etwas, was hoch erhitzt wurde – das inaktiviert die Viren
- Im Frühstücks-, bzw. Buffetbereichs Ihres Hotels lauern Dutzende Virenherde: Das Besteck am Buffet, der Knopf der Kaffeemaschine oder Saftmaschine, die Kaffeetasse, die Ihnen irgendjemand hingestellt hat, das Besteck, die Tür zum Restaurant, der Aufzugknopf, die Zeitung..., der Nachbar am Buffet... die Wahrscheinlichkeit, dass Sie sich bei einem Hotelaufenthalt einen solchen Virus während einer Pandemie einfangen, ist relativ hoch.

20. Reisen ins Ausland

Auch **Reisen ins Ausland sollten Sie nach Möglichkeit unterlassen**. Reisen weisen grundsätzlich eine hohe Chance auf, dass Sie sich infizieren. Das gilt auch dann, wenn zum Zeitpunkt der Reisebuchung oder Abreise am Zielort keine oder nur wenige Infektionen bekannt sind.

Informieren Sie sich auf jeden Fall vor der Reise – wenn sich diese gar nicht vermeiden lässt – über die Gefahren am Ziel, dies geht z.B. einfach auf der Webseite des Auswärtigen Amts:

https://www.auswaertiges-amt.de/de/ReiseUndSicherheit/covid-19/2296762

Sie können nie wissen, wer noch dorthin reist. Vielleicht reist gleichzeitig mit Ihnen eine Gruppe symptomfreier Infizierter dort an und Sie infizieren sich.

Es sind schon Urlauber nach Fuerteventura gereist (im März 2020), weil dort kein einziger Corona-Infizierter registriert war. Innerhalb des Urlaubs wurde dann für die komplette Insel eine Ausgangssperre für alle verhängt, weil Reisende den Virus doch eingeschleppt haben. Die Urlauber mussten den Rest des Urlaubs auf dem Hotelzimmer verbringen und die Rückflüge wurden erst einmal gecancelt. Kein Strand, kein Pool, noch nicht einmal ein Spaziergang. Sondern gefangen im Hotel.

Wenn Sie Nervenkitzel lieben, buchen Sie ruhig Reisen. Wenn Sie es lieber ruhig und sicher haben wollen, sollten Sie sich das in Corona-Zeiten sparen. Jede Reise. Auch nicht, wenn die Tochter sonst wo heiratet. Entweder sie verschiebt es oder es wird ohne Sie geheiratet. In Zeiten einer Corona-Pandemie wird nicht gereist. Basta.

21. Benutzung öffentlicher Verkehrsmittel

Die Benutzung öffentlicher Verkehrsmittel gilt als ökologisch und umweltfreundlich. Ist es vermutlich auch. In Coronazeiten allerdings ist die Benutzung öffentlicher Verkehrsmittel ein enormes Ansteckungsrisiko, weil dort viele Personen auf engem Raum zusammenkommen. Spätestens beim Ein- und Aussteigen kommt man sich näher, häufig auch in der Bahn oder im Bus, weil jemand an Ihnen vorbeiläuft, um einen freien Platz zu erhalten. Auch die Haltevorrichtungen: Ideale Plätze für Viren und Infektionen.

Was dazu kommt: Je schlimmer die Corona-Pandemie wird, desto mehr wird das ÖPNV-Netz ausgedünnt, weil man ja Schüler, Studenten und einige Arbeitnehmer nach Hause schickt. Die Betreiber des ÖPNV lassen dann weniger Busse und Bahnen fahren. In den Stoßzeiten (morgen, mittags und abends) kommt es dann zu übermäßiger Belegung der Busse und Bahnen und Sie infizieren sich.

Die erste Überlegung sollte sein, ob Sie den Weg nicht doch mit Auto, Fahrrad, Mofa, E-Bike oder sonst was zurücklegen können. Alle diese Fortbewegungsmethoden verfügen über ein geringeres Infektionsrisiko. Ggf. kann sogar die Neuanschaffung eines E-Bikes sinnvoller sein, als sich jeden Morgen in einen vollen Bus zu quetschen. Lieber 1000 Euro für ein billiges E-Bike ausgeben, als eine Corona-Infektion zu bekommen. Muss man sich aber leisten können und es muss Sinn machen.

Wenn Sie trotz allem auf den ÖPNV angewiesen sind:

- Führen Sie Desinfektionsmittel mit, damit Sie sich vor und nach der Benutzung die Hände desinfizieren können.
- Achten Sie bewusst darauf, dass Sie sich <u>nicht</u> ins Gesicht fassen.
- Versuchen Sie, so wenig wie möglich anzufassen.

- Versuchen Sie sich so hinzusetzen, dass ein Abstand zu anderen besteht.
- Schauen Sie zu einer anderen Seite, wenn jemand an Ihnen vorbeigeht, damit ein zufälliges Niesen oder Husten nicht in ihre Richtung geht.
- Kaufen Sie sich vorher ein Ticket, ggf. online auf dem Smartphone, damit Ihre Finger keinen Kontakt mit dem Ticketautomaten bekommen.
- Wenn Sie damit zur Arbeit fahren müssen: Versuchen Sie beim Arbeitgeber zu erreichen, dass Sie außerhalb der Stoßzeiten kommen können oder gar zu Hause arbeiten (wo es geht)
- Nehmen Sie immer Papiertaschentücher mit, um sich ggf. die Nase putzen zu können.
- Tragen Sie einen Mundschutz, auch wenn andere Sie anschauen, als ob Sie vom Mond wären.

22. Schutz am Arbeitsplatz

Sollten Sie täglich zur Arbeit fahren müssen, können Sie einerseits froh sein, noch Arbeit zu haben. Viele, die im Einzelhandel oder Restaurants arbeiten, werden in Coronazeiten ja „ausgesperrt" und haben keine Arbeit mehr. Wenn Sie aber noch zur Arbeit fahren müssen, sind Sie auf der Arbeit häufig Risiken ausgesetzt – und auf dem Weg dorthin natürlich. Daher:

- Prüfen Sie, ob Sie nicht zuhause arbeiten können. Bei Bildschirmarbeitsplätzen und Anrufweiterschaltung geht dies häufig
- Prüfen Sie, ob Sie nicht Urlaub nehmen können – bezahlt oder unbezahlt. 3 oder 4 Wochen und die Welt sieht wieder ganz anders aus. In der Zeit sind Sie zuhause und kümmern sich um Kinder, den Balkon, die Pflanzen oder Ihren Partner und reduzieren so deutlich das Infektionsrisiko
- Wenn Sie dürfen, tragen Sie einen Mundschutz am Arbeitsplatz
- Haben Sie immer Papiertaschentücher griffbereit, wenn Sie niesen müssen
- Wischen Sie Arbeitsgeräte wie Telefon, Tastatur etc. vor Benutzung mit Desinfektionsmitteln ab
- Geben Sie niemandem die Hand, grüßen Sie ggf. durch Verbeugung und erklären Sie das
- Halten Sie Abstand, auch bei Besprechungen. Man muss nicht dicht auf dicht hocken
- Verzichten Sie auf den Tratsch auf dem Flur oder an der Kaffeemaschine, wenn das nur in körperlicher Nähe geht
- Nehmen Sie statt dem Aufzug lieber die Treppe

- Fassen Sie so wenig wie möglich an
- Waschen Sie sich häufig die Hände
- Werfen Sie Papiertaschentücher und alles, was infiziert sein könnte, in einen verschlossenen Behälter, ggf. verschlossene Müllbeutel
- Versuchen Sie Meetings ggf. auch online zu machen. Wenn solche Meetings in Räumen stattfinden, wählen Sie möglichst große Räume
- Lüften Sie gut
- Wirken Sie darauf hin, dass Mitarbeiter mit Symptomen besser zu Hause bleiben. Es nützt allen.
- Sollte es noch eine Kantine geben: Nutzen Sie diese nicht. Bringen Sie sich Ihr Essen von zuhause mit. Da weiß man, was man hat. In der Kantine sitzt man ggf. zu dicht und muss Dinge anfassen, die Viren beherbergen können.

23. Infektionsquellen im Mehrfamilienhaus

Viele wohnen in einer Mietwohnung oder Eigentumswohnung in einem Mehrfamilienhaus und fühlen sich dort geschützt. Sie kennen ja die Nachbarn. „Die sind nett, die werden schon kein Corona haben."

Die können sehr nett sein und dennoch den Corona-Virus weiterverbreiten. Und wenn die Nachbaren nicht selbst, dann deren Besuch. Beim trauten Heim vergisst man häufig die typischen Infektionsquellen, hier sollten Sie besonders aufpassen und sich nach Kontakt die Hände waschen:

- Griff der Hauseingangs- und Wohnungseingangstür
- Treppengeländer
- Aufzugsknöpfe außen und innen
- Türe zu Keller / Waschkeller
- Briefkastenklappe: Hier fasst der Briefträger dran, nachdem er dies bei 100 anderen Briefklappen gemacht hat – wer da wohl alles drangefasst hat
- Klingelknopf an Haus- und Wohnungstür
- Lichtschalter
- Türrahmen
- Türschloss

Auch das vermeintlich nette Schwätzchen mit der Nachbarin beim Wäscheaufhängen im Keller: Nur mit Abstand. Vorsichtige gehen zu Zeiten in den Gemeinschaftskeller, wo andere vermutlich nicht da sind, um einen Kontakt zu vermeiden. Durch ein nettes Verhältnis zu den Nachbarn meint man im Unterbewusstsein, dass man sich auch nicht anstecken kann. Das ist aber falsch. Halten Sie Abstand. Meiden Sie Kontakte. Auch zu netten Menschen. Waschen Sie sich die Hände: Vor dem Verlassen der Wohnung und sofort nach Betreten.

24. Was versteht man unter Superspreader?

Bei Untersuchungen von Infektionsketten in China hat man festgestellt, dass infizierte Personen den Virus in unterschiedlicher Anzahl an andere Personen weitergeben. Es gab Menschen, die waren infiziert und hatten Kontakt zu vielen Menschen, aber es wurden nur wenige davon infiziert. Dann gab es Menschen, die waren infiziert und hatten nur ganz wenig Kontakt zu anderen Menschen, haben diese aber fast alle infiziert. Diese Menschen, die ganz viele Menschen infizieren können, nennt man „Superspreader", was auf Deutsch so etwas wie „Superverteiler" heißen würde.

Das Coronavirus kann sich in einer infizierten Person verändern (mutieren), was dann dazu führen kann, dass diese Person andere Personen leichter infizieren kann. Möglicherweise scheiden solche Menschen eine besonders große Zahl an Viren aus. Man spricht auf jeden Fall von Superspreadern, wenn eine infizierte Person mehr als zehn andere Menschen angesteckt hat. Da Sie nie wissen, ob Sie einem Superspreader gegenübersitzen oder nicht, sollten Sie generell den Kontakt zu anderen Personen meiden so gut es geht und auf Distanz gehen, soweit es geht. Ist die Coronawelle vorbei und gibt es ggf. einen Impfstoff, können Sie Kuschelpartys machen, soviel Sie wollen. In Zeiten von Corona ist aber Distanz die bessere Wahl.

25. Alle immer den ganzen Tag zuhause – was nun?

Ggf. kommt es zu der Situation, dass Sie von der Arbeit freigestellt werden, Ihre Kinder nicht mehr zur Schule gehen müssen und Ihr Partner ist auch noch zuhause. Das ist für viele ungewohnt und führt häufig zu Stress. Ähnliches passiert oft auch um die Weihnachtsfeiertage: Menschen, die sonst das ganze Jahr nicht solange aufeinander glucken, müssen das dann mehrere Tage tun. Hier kommt es dann auch schon mal zu Mord und Totschlag.

Seien Sie sich dessen bewusst. Folgende Dinge werden passieren:

- Die Kinder wollen beschäftigt werden und Aufmerksamkeit
- Die Kinder wollen zu Freunden, Sie halten das aber für keine gute Idee
- Ihr Partner hat den Eindruck, Sie machen zu wenig im Haushalt
- Sie haben den Eindruck, Sie müssen zu viel im Haushalt machen
- Das Geld wird knapp und der andere ist schuld, weil er in ihren Augen Quatsch einkauft
- Sie brauchen in den Augen ihres Partners zu lange im Bad und liegen morgens zu lange im Bett
- Ihr Partner will häufiger einkaufen, als sie es für richtig halten
- Einer hat den größeren Desinfektionsfimmel als der andere
- Einer sieht alles entspannt, der andere sieht die Welt untergehen
- Sie werden zu viele Corona-News aus der ganzen Welt sehen: Im Fernsehen, im Internet und in der Zeitung und machen sich verrückt

All das wird voraussichtlich in der einen oder anderen Form passieren. Stellen Sie sich darauf ein. Lassen Sie sich nicht provozieren. Versuchen Sie ruhig zu bleiben. Bleiben Sie sachlich. Werden Sie nicht laut.

Versuchen Sie Verständnis für die Position des anderen zu entwickeln. Und das Wichtigste: Sprechen Sie miteinander. Nicht übereinander. Miteinander.

Was Ihnen helfen kann:

- Werden Sie sich bewusst, dass Corona kein Spiel ist. Es ist keine Erfindung einer Regierung oder eine Übertreibung der Presse. Es ist eine Pandemie, eine Ausbreitung einer Krankheit, die die ganze Welt erfassen wird. Wird nicht schnell ein Impfstoff gefunden, werden mindestens 70% der Bevölkerung damit infiziert, spätestens in 1-3 Jahren, vermutlich viel eher. Ein Teil davon wird sterben. Viele werden es überstehen ohne Folgen. Bei einigen werden aber Spätfolgen bleiben. Auch bei Jüngeren. Dessen müssen sich alle im Haushalt bewusst sein. Es geht gar nicht nur darum, es selbst nicht zu bekommen, sondern auch darum, andere Menschen (es gibt ja auch nette) nicht anzustecken.

- Verfallen Sie aber nicht in Hysterie. Lassen Sie den Virus, den Sie noch nicht haben, nicht total Besitz von sich ergreifen. Schauen Sie nicht den ganzen Tag aufs Handy. Melden Sie sich nicht in einer Corona-Facebook-Gruppe an. **Definieren Sie feste Zeiten für sich, die zur Informationsaufnahme in Sachen Corona genutzt werden**, vielleicht morgens beim Zeitungslesen und dann nochmal ein Zeit-Slot abends von ½ oder 1h, nicht länger. Sonst werden Sie verrückt. Aber Sie müssen natürlich wissen, was jetzt draußen verboten oder erlaubt ist und, wo in Ihrer Stadt aktuell untersucht oder behandelt wird. Sie müssen aber nicht wissen, auf welchem anderen Kontinent gerade was passiert. Lassen Sie das nicht an sich ran. Sie können nicht die ganze Welt retten.

- Solange Sie rausgehen dürfen, gehen Sie mit Ihrer Familie spazieren. Aber da, wo nicht alle gehen. Da, wo Sie nicht dauernd jemandem begegnen oder jemanden überholen müssen. Und wenn es in einem Industriegebiet ist. Besser natürlich in einem Waldstück oder über Felder. Aber häufig wollen das dann alle aus der Stadt und das ist nicht gut. Solange Sie das dürfen, gehen Sie jeden Tag eine Stunde raus. Denken Sie daran: Es kommt die Zeit oder könnte kommen, wo man (bis auf Gänge zum Supermarkt oder Arzt) gar nicht mehr raus darf.

- Wenn Sie im Internet sind oder am PC, schauen Sie nicht ständig News. Sie werden nur furchtbare Nachrichten lesen. Lassen Sie sich nicht herunterziehen. Arbeiten Sie am PC, wenn Sie am PC arbeiten müssen, aber lassen nicht nebenbei Facebook oder andere sozialen Medien laufen.

- Machen Sie Dinge gemeinsam, aber räumen Sie sich auch Freiräume gegenseitig ein, dass Sie nicht immer aufeinanderhängen

Um sich zu beschäftigen, könnten Sie z.B.:

- Gemeinsam kochen oder es kocht mal der, der sonst nicht kocht
- Probieren Sie neue Kochrezepte aus, www.Chefkoch.de ist da eine hervorragende Quelle
- Spielen Sie Gesellschaftsspiele, gerne auch welche, die länger dauern, wie z.B. Monopoly oder andere – lassen Sie dabei auch mal die anderen gewinnen. Seien Sie aber bei der Sache. Wenn gespielt wird, wird gespielt und nicht auf dem Handy geguckt

- Machen Sie Dinge, die handwerklich in der Wohnung gemacht werden müssen und Sie immer schon vor sich hergeschoben haben
- Schauen Sie sich alte Fotos von früher an, falls Sie Fotoalben haben. Gibt es da noch welche einzukleben, dann wäre jetzt ein guter Zeitpunkt…
- Räumen Sie den Keller auf. Wenn nicht jetzt, wann dann?
- Machen Sie den Balkon oder Garten schön. Kaufen Sie Blumen, wenn Sie das noch dürfen
- Räumen Sie die Schränke auf. Schmeißen Sie Klamotten raus, die Sie sowieso nicht mehr anziehen.
- Stellen Sie Sachen in Ebay, die Sie nicht mehr brauchen und verkaufen diese
- Streichen Sie die Wohnung neu.
- Erstellen Sie einen Familienstammbaum. Im Internet gibt es entsprechende Software
- Entdecken Sie ihr Telefon neu. Sie haben es vermutlich schon gar nicht mehr gewusst: Damit kann man telefonieren! Rufen Sie Ihre Eltern jeden Tag für eine halbe Stunde an. Ggf. auch die Großeltern, wenn die noch leben. Die freuen sich und haben ggf. nicht so viel Besuch. Es gibt immer etwas zu bequatschen. Sie dürfen auch ihre Geschwister anrufen. Das muss dann aber vielleicht nicht täglich sein… Denken sie immer daran: In Corona-Spitzenzeiten werden Sie sich im Krankenhaus von Corona-Patienten ggf. nicht mehr persönlich verabschieden können. Man lässt sie nicht mehr hin. Auch Ihre Eltern oder Großeltern kann es erwischen. Rufen Sie daher lieber einmal zu viel statt einmal zu wenig dort an. Irgendwann können Sie nicht mehr dort anrufen

Das Wichtigste: Wenn Sie mit einem Partner zusammenleben: Gehen Sie abends nie im Streit zu Bett. Sprechen Sie sich vorher aus, nehmen sich in den Arm. Auch wenn der Preis dafür ist, dass SIE selbst nachgeben müssen. Die Zeiten sind doof genug, da müssen Sie sich nicht auch noch streiten. Dann wird es noch blöder für alle.

Wenn Sie **einkaufen gehen**, machen Sie vorher gemeinsam mit Ihrem Partner (und ggf. Kindern) einen Plan, was gekauft werden soll. Optimalerweise für eine Woche im Voraus. Dann kommt es nicht zu Diskussionen, dass zu viel oder zu wenig eingekauft worden ist. Es geht nach Möglichkeit nur einer einkaufen, um das Infektionsrisiko klein zu halten. Auch, wenn es unterhaltsamer ist, wenn es mehrere tun.

Sprechen Sie darüber, wer wann morgens ins Bad geht. Machen Sie einen Plan für die Hausarbeit. Wer wann was macht.

Hängen Sie nicht den ganzen Tag im Bett herum. Kann man mal machen, aber nicht jeden Tag.

Und ein Tipp, der manch einem vielleicht schwerfällt: **Kaufen Sie erst gar keinen Alkohol ein.** Dann fängt auch keiner das Saufen an. Trinken Sie während de Coronazeit keinen Alkohol. Wenn alles vorbei ist, können Sie Party machen, wie Sie wollen. Beweisen Sie sich selbst, dass Sie kein Alkoholiker sind.

Wenn Sie abnehmen wollen, nehmen Sie ab. Machen Sie einfach die 8/16-Diät: 8 Stunden am Tag können Sie essen, danach nicht mehr. Wenn Sie z.B. um 9 Uhr aufstehen, können Sie von 9 bis 17 Uhr essen, danach nicht mehr. Nur noch trinken. Sie können in den 8 Stunden essen, was Sie wollen und soviel Sie wollen, aber danach wird nur noch Wasser und Tee getrunken. Kein Alkohol, keine Süßgetränke. Alles Dinge, die wie Sie die Coronazeit sinnvoll nutzen können.

Wenn das alles nichts hilft und Ihnen immer noch langweilig zuhause ist und Ihnen die Decke auf den Kopf fällt, setzen Sie im Internet einen Blog auf: Über Ihr Hobby, Katzen, Hunde, Formentera oder was auch immer. Oder einen News-Blog über Ihre Stadt. Da können Sie jeden Tag etwas schreiben. Dazu können Sie gratis Programme wie Wordpress o.a. nutzen. Lesen Sie sich da ein. Es gibt auch zahlreiche Gratis-Homepage-Programme, wenn Sie kein Geld dafür ausgeben wollen. So haben Sie eine Beschäftigung für die Corona-Zeit. Aber: Vereinbaren Sie mit Ihrem Partner feste Zeiten dafür. Nicht, dass einer den ganzen Tag putzt und der andere hängt am Computer. Das wäre unfair und führt zu Streit.

Wer stricken kann, der kann anfangen, für den Winter einen Schal zu stricken. Oder einen Pullover oder einfach nur so und wieder aufribbeln. Aber Stricken beruhigt.

26. Ihr eigenes Unternehmen muss schließen – erste Maßnahmen

Das ist leider die bittere Seite an Corona: Zahlreiche Unternehmen, vor allen Dingen im Einzelhandel und Gastronomie müssen ihren Kernbereich oder das ganze Unternehmen schließen. Wenn Sie nicht handeln, führt dies im Regelfall in kurzer Zeit in die Insolvenz und ggf. zu wirtschaftlichen Problemen, die sie auch noch lange Zeit nach der Coronakrise beschäftigen können.

Sie müssen also handeln.

Sie sind Unternehmer und kein Unterlasser, also unternehmen Sie was! Sie können das. Kopf in den Sand stecken bringt Sie nicht weiter.

Sie sollten die Dinge in der folgenden Form abarbeiten:

1. Beim Finanzamt Stundung aller Steuern beantragen
2. Bei der Krankenkasse Stundung aller Beiträge beantragen
3. Nicht rückzahlbare Unterstützung von Staat und Land beantragen
4. Sofern hilfreich: Kredite bei der KfW über Hausbank beantragen
5. Strategie zur Neuausrichtung des Unternehmens überlegen
6. Drüber schlafen
7. Durchstarten mit neuer Strategie

Auf den folgenden Seiten gibt es mehr Details zu einzelnen Schritten – incl. Musterbriefe

27. Unternehmer: Steuerstundung beantragen

Das Bundesfinanzministerium hat mit den Finanzverwaltungen der Länder abgestimmt, dass in der Coronakrise allen Unternehmern Steuern auf Antrag gestundet werden können. Dies gilt für Einkommensteuer, Körperschaftssteuer und Umsatzsteuer und betrifft sowohl Vorauszahlungen als auch Zahlungen nach Bescheiden. Zuständig für den Antrag ist Ihr Betriebsstättenfinanzamt vor Ort. Die Finanzämter genehmigen i.d.R. den Antrag umgehend schriftlich. Da Sie bei einer Umstrukturierung Ihres Betriebs und Wegfall von Einnahmen durch Schließung jeden Euro gebrauchen können, sollten Sie die Stundung auf jeden Fall beantragen. Aber Achtung: Es wird nur gestundet, nicht geschenkt. Sie müssen die Steuern also (nach jetzigem Stand) später dann doch irgendwann zahlen. Aber Sie erhöhen dadurch Ihre jetzige Liquidität.

Ein formloses Schreiben an das Betriebsstättenfinanzamt genügt. Das kann Ihr Steuerberater machen, das können Sie aber auch selbst machen.

Mustertext Stundung Finanzamt

Ihr Betriebsname / Ihre Anschrift

Ihre Firmen-Steuernummer

An das Finanzamt ....

Sehr geehrte Damen und Herren,

angesichts der Coronakrise und der dadurch für uns einbrechenden Umsätze und notwendigen Umstrukturieren beantrage ich die zinslose

Stundung aller für unser unter o.a. Nummer geführtes Unternehmen anfallenden Steuern und Vorauszahlungen hinsichtlich Umsatzsteuer, Körperschaftssteuer (ggf. Einkommensteuer). Dies betrifft sowohl erlassene wie noch kommende Bescheide und auch Vorauszahlungen, bzw. Sondervorauszahlungen. Hiermit widerrufe ich auch eine etwaige Einzugsermächtigung. Eine Nichtstundung würde für mich eine erhebliche Härte bedeuten.

Ich bitte zunächst um Stundung bis zum …… (Datum 3 Monate in der Zukunft einsetzen) und Aussetzung etwaiger Vollstreckungen.

Ich bitte Sie, mir die Vormerkung schriftlich zu bestätigen.

Für Ihre Mühe vielen Dank

Mit freundlichen Grüßen

Ort/Datum/Unternehmensname/Unterschrift/

Das Bundesfinanzministerium ist sich mit den Ländern einig, dass auch etwaige Vollstreckungen mindestens bis Jahresende 2020 zurückgestellt werden sollten. Insoweit wird Ihr Antrag aller Voraussicht nach auf fruchtbaren Boden fallen. Wer glaubt, dass er länger zu hat, kann gleich bis 31.12.2020 beantragen.

Wenn Sie Ihren Laden ganz schließen müssen und Sie keine Umsätze mehr haben, sollten Sie noch einen Passus einfügen:

„Da meine Umsätze wegen Schließung auf Null sinken, bitte ich Sie, auch die Vorauszahlungen zu Körperschaftssteuer und Umsatzsteuer auf Null zu senken."

Dieses Schreiben sollten Sie per Einwurf-Einschreiben an Ihr Finanzamt senden.

28. Unternehmer: Sozialabgaben später zahlen

Wenn ein Unternehmer Sozialabgaben nicht abführt, ist dies normalerweise eine Straftat. Krankenkassen und Gerichte sind da relativ hart, was auch richtig ist. In der Coronakrise hat man sich darauf verständigt, dass Unternehmer in der Krise auch eine Stundung der Sozialabgabenabführung beantragen können. Per Stand 25.3.2020 ist dies auf jeden Fall für die Monate März und April 2020 unkritisch, sollte aber auch bei Anhalten der Krise danach möglich sein. Der Antrag muss an die zuständige Krankenkasse gestellt werden, die auch bislang schon die Beiträge eingezogen hat. Der Antrag kann formlos erfolgen

Mustertext Sozialabgaben-Stundung

Ihre Firma / Ihre Anschrift

Stundung von Sozialabgaben / Mitteilung des GKV vom 24.3.2020

Unsere Arbeitgeber-Nr. ……………………………….

Sehr geehrte Damen und Herren,

für unseren Betrieb mit der Betriebsnummer ………………… wird es aufgrund der Coronakrise außerordentlich schwierig, die Sozialversicherungsbeiträge fristgerecht zu begleichen, da Einnahmen wegbrechen und Kosten weiterlaufen.

Wir beantragen daher die Stundung und Aussetzung der Vollziehung der Beiträge nach § 76 SGB IV für die Monate …. und …. 2020 bis auf Weiteres. Bitte ziehen Sie keine weiteren Lastschriften ein. Ein etwaiges SEPA-

Mandat soll beendet werden. Wie von der Bundesregierung vorgesehen dürfen wir Sie höflich bitten, von der Erhebung von Zinsen und Säumniszuschlägen abzusehen.

Mit freundlichen Grüßen

Ort/Datum/Firma/Unterschrift

Dieses Schreiben sollten sie per Einwurf-Einschreiben an Ihre Krankenkasse senden.

29. Unternehmer: Kurzarbeit anmelden

Sollten Sie die Hoffnung haben, dass Ihr Unternehmen über kurz oder lang wieder wie gewohnt aufmachen kann, können Sie – statt die Mitarbeiter zu entlassen – auch Kurzarbeit anmelden und die Mitarbeiter Kurzarbeitergeld beziehen lassen.

Das Wichtigste dazu zusammengefasst:

- Anspruch auf Kurzarbeitergeld besteht, wenn mindestens 10% der Beschäftigten einen Arbeitsentgeltausfall von mehr als 10% haben. Das dürfte regelmäßig der Fall sein
- Die anfallenden Sozialversicherungsabgaben für ausgefallene Arbeitsstunden werden zu 100% (!) erstattet
- Kurzarbeitergeld kann bis zu 12 Monate bezogen werden
- Erheblicher Arbeitsausfall mit Entgeltausfall ist Voraussetzung (d.h. mind. 10% der Beschäftigten haben mind. 10% Entgeltausfall)
- Der Arbeitsausfall muss bei der Arbeitsagentur am Betriebsstättensitz angezeigt werden, und zwar im Monat, in dem die Kurzarbeit beginnt. Die Anzeige muss schriftlich erfolgen
- Umsetzung von Arbeitnehmern in andere Bereiche/Abteilung muss unmöglich sein
- Wirtschaftlich zumutbare Gegenmaßnahmen wie zuerst mal das Lager aufräumen und Dinge instandsetzen müssen getroffen worden sein
- Im Betrieb muss mindestens ein Arbeitnehmer beschäftigt sein
- Die Kurzarbeitergeld-Bezieher müssen vorher ungekündigt versicherungspflichtig beschäftigt gewesen sein

- Einen Antrag auf Kurzarbeitergeld erhalten Sie hier: https://www.arbeitsagentur.de/datei/antrag-kug107_ba015344.pdf
- Ein Anzeigeformular zum Arbeitsausfall erhalten Sie ebenfalls bei der Arbeitsagentur. Aktuell z.b. unter: https://www.arbeitsagentur.de/datei/anzeige-kug101_ba013134.pdf
- Kurzarbeitergeld ist auch online beantragbar, dies geht z.b. auf: https://www.arbeitsagentur.de/unternehmen/finanziell/kurzarbeitergeld-bei-entgeltausfall

Wie hoch ist das Kurzarbeitergeld überhaupt?

Das Kurzarbeitergeld beträgt 60%. Wenn man Kinder hat: 67%. Gedacht ist die Konstruktion dafür, dass der Arbeitgeber den Angestellten weniger arbeiten lässt, weil er ihn gar nicht mehr ganz beschäftigen kann. Das dadurch fehlende Gehalt wird zu 60% des fehlenden Nettos vom Staat in Form von Kurzarbeitergeld bezahlt.

Auf www.Smart-Rechner.de gibt es auch einen Kurzarbeitergeld-Rechner, mit dem Sie schnell und leicht ausrechnen können, wieviel Kurzarbeitergeld bei welcher Gehaltskürzung zusteht.

Kein Kurzarbeitergeld bekommen:

- Auszubildende
- Rentner, die sich etwas dazu verdienen
- Geringfügig Beschäftigte
- Krankengeldbezieher

Kurzarbeitergeld kann bis zu 12 Monate bezogen werden, in bestimmten Fällen auch länger. Wenn Sie also die Möglichkeit haben, den Betrieb wenigstens in Teilen weiterzuführen, wäre dies eine Möglichkeit.

Auch wenn Sie selbst 0 Euro Gehalt zahlen, ist Kurzarbeitergeld möglich.

30. Unternehmer: Nicht rückzahlbare Zuschüsse beantragen

Die Bundesregierung hat für Deutschland sogenannte Direktzuschüsse für Kleinunternehmer und Soloselbstständige beschlossen. Kurz gesagt: Der Staat schenkt Ihnen Geld. Sie werden es allerdings auch gebrauchen können. Beschlossen wurde u.a.:

- Bis 9.000 Euro Einmalzahlung für 3 Monate bei bis zu 5 Beschäftigten
- Bis 15.000 Euro Einmalzahlung für 3 Monate bei bis zu 10 Beschäftigten
- Wenn der Vermieter die Miete um 20% reduziert, kann der ggf. nicht ausgeschöpfte Zuschuss auch für zwei weitere Monate eingesetzt werden

Der Bund gilt allerdings nicht als der Schnellste, was die Antragsmöglichkeit für diese Förderungen anbelangt. Die Bundesländer haben teilweise eigene Programme mit eigenen Antragsseiten. Wir führen hier einige Programme auf, die per Ende März 2020 online gestellt wurden. Achtung: Diese Hilfen von Bund oder Länder sind in der Regel nur alternativ zu beantragen, d.h. Sie können sich nicht gleichzeitig von Bund UND Land fördern lassen. Bereits gestellte Insolvenzanträge sind regelmäßig ein Hindernis für solche Anträge. Die Informationen sind nach bestem Wissen und Gewissen zusammengestellt, aber wir können weder den Fehlerteufel noch Änderungen nach Redaktionsschluss ausschließen. Einige Antragsseiten sind wegen zu großem Andrang bereits zusammengebrochen. Sollte das bei Ihnen der Fall sein, rufen Sie die Seiten zu Nachtzeiten oder in den frühen Morgenstunden auf.

Die Förderprogramme richten sich nach der Anzahl der Beschäftigten, wobei im Regelfall wie folgt die Beschäftigten gezählt werden:

- Mitarbeiter bis 20 Stunden: 0,5 Beschäftigter
- Mitarbeiter bis 30 Stunden: 0,75 Beschäftigter
- Mitarbeiter über 30 Stunden und Azubis: 1 Beschäftigter
- Mitarbeiter auf 450-Euro-Basis: 0,3 Beschäftigter

Detailliert ist das den Anträgen oder den begleitenden Informationen zu entnehmen.

Hier die einzelnen Förderprogramme der Länder mit Fokus auf die nicht rückzahlbaren Zuschüsse:

Soforthilfe in Baden-Württemberg

Hier gibt es:

- Bis 9000 Euro für Soloselbstständige und bis zu 5 Angestellte
- Bis zu 15.000 Euro für bis zu 10 Angestellte
- Bis zu 30.000 Euro für bis zu 50 Angestellte

Die Anträge stehen auf der Seite des Wirtschaftsministeriums, können aber auch über die L-Bank oder Bürgschaftsbank gestellt werden, die ebenfalls Antragsformulare bereitstellen.

Anträge also über:

- http://www.bw-soforthilfe.de/
- https://www.l-bank.de/
- https://www.buergschaftsbank.de/

Infos über:
https://wm.baden-wuerttemberg.de/de/service/foerderprogramme-und-aufrufe/liste-foerderprogramme/soforthilfe-corona/

Soforthilfe in Bayern

Auch in Bayern hilft man den Unternehmern schnell und unbürokratisch. Betriebe, die durch die Coronakrise in existenzielle Probleme kommen, erhalten Hilfe. Gewerbliche Unternehmen und selbstständige Freiberufler. Die einmaligen Zuschüsse sind wie folgt gestaffelt:

- Bis zu 5 Erwerbstätige: 5.000 Euro
- Bis zu 10 Erwerbstätige. 7.500 Euro
- Bis zu 50 Erwerbstätige: 15.000 Euro
- Bis zu 250 Erwerbstätige: 30.000 Euro

Den entsprechenden Förderantrag dazu gibt es auf der Webseite des Bayerischen Wirtschaftsministeriums. Probieren Sie es hier:

https://www.stmwi.bayern.de/fileadmin/user_upload/stmwi/Themen/Wirtschaft/Dokumente_und_Cover/2020-03-17_Antrag_Soforthilfe_Corona.pdf

Weiterführende Informationen finden Sie auch auf:

https://www.stmwi.bayern.de/soforthilfe-corona/

Soforthilfe in Berlin

Der direkte finanzielle Zuschuss ist hier für Kleinunternehmer und Soloselbstständige gedacht. Die Höhe ist auf **maximal 5.000 Euro** festgelegt. Einzelpersonen können aber ggf. nach 6 Monaten erneut beantragen. Mehrpersonenbetriebe können ggf. nach 3 Monaten neu beantragen.

Sie finden den Antrag auf der Webseite der Investitionsbank Berlin.

Probieren Sie es hier:

https://www.ibb.de/de/wirtschaftsfoerderung/themen/coronahilfe/corona-liquiditaets-engpaesse.html

Soforthilfe in Brandenburg

Hier sollen kleine und mittlere Unternehmen sowie Freiberufler gefördert werden. Die Höhe ist auch hier gestaffelt nach Erwerbstätigen:

- Bis zu 2 Erwerbstätige: bis zu 5.000 Euro
- Bis zu 5 Erwerbstätige: bis zu 10.000 Euro
- Bis zu 15 Erwerbstätige: bis zu 15.000 Euro
- Bis zu 50 Erwerbstätige: bis zu 30.000 Euro
- Bis zu 100 Erwerbstätige: bis zu 60.000 Euro

Den Antrag findet man auf der Webseite der Investitionsbank des Landes Brandenburg (ILB)

Probieren Sie es auf:

https://www.ilb.de/de/wirtschaft/zuschuesse/soforthilfe-corona-brandenburg/

Eine Telefon-Hotline unter Tel. 0331-660-2211 wurde ebenso wie eine Email-Hilfe unter beratung@ilb.de eingerichtet.

Soforthilfe in Bremen

Die Soforthilfe in Bremen ist auch an die Anzahl der Beschäftigten gekoppelt. Vorgesehen ist sie für Kleinstunternehmen mit weniger als 10

Beschäftigten und weniger als 2 Millionen Euro Jahresumsatz sowie Freiberufler in Bremen und Bremerhaven

- Höhe max. 5.000 Euro
- Bei besonderem Bedarf bis max. 20.000 Euro

Beantragt wird dies für Bremen bei der Taskforce der BAB und für Bremerhaven bei der BIS Bremerhavener Gesellschaft für Investitionsförderung und Stadtentwicklung GmbH.

Probieren Sie es diesbezüglich bei:

https://www.bab-bremen.de/bab/corona-soforthilfe.html

oder

https://www.bis-bremerhaven.de/corona-hilfen-fuer-unternehmen.99060.html

Telefonisch hilft man Ihnen in Bremen unter Tel. 0421-9600-333, in Bremerhaven unter Tel. 0471-94646-640

Soforthilfe in Hamburg

Auch hier gibt es direkte Zuschüsse, die vom Senat zusammen mit der Investitions- und Förderbank aufgelegt worden sind. Es wird hier Hamburger Corona Soforthilfe HCS genannt. Soloselbstständige und Unternehmen können dies beantragen:

- 2.500 Euro (Solo-Selbstständige)
- 5.000 Euro (weniger als 10 Mitarbeiter)
- 10.000 Euro (10-50 Mitarbeiter)
- 25.000 Euro (51 – 250 Mitarbeiter)

Informationen darüber finden Sie z.B. auf:

https://www.hamburg.de/coronavirus/13737132/2020-03-19-bwvi-eckpunkte-schutzschirm/

Kleine Unternehmen erhalten auch Hilfe unter unternehmenshilfen.kmu@bwvi.hamburg.de oder Tel. 040-428411497

Soforthilfe in Hessen

Hier sollen Darlehen vergeben werden, die die Hausbank um mindestens 50% aufstocken soll. Darlehenshöhe von 25.000 bis 150.000 Euro. Banktübliche Sicherheiten seien nicht erforderlich.

Das Programm nennt sich „Kapital für Kleinunternehmen"

Gefördert werden kleine Gewerbeunternehmen und freiberuflich Tätige mit bis zu 25 Mitarbeiterin und 5 Mio. Euro Jahresumsatz

Die Hilfe soll über die Wirtschafts- und Infrastrukturbank Hessen abgewickelt werden.

Probieren Sie es hier:

http://www.wibank.de/kfk

Oder telefonisch unter Tel. 0611-774-7333

Soforthilfe in Mecklenburg-Vorpommern

Hier gibt es zinsfreie rückzahlbare Darlehen für Freiberufler und kleine und mittlere Unternehmen.

Bis zu 20.000 Euro sollen zinsfrei vergeben werden, - dann wäre die Laufzeit 5 Jahre.

Darlehen von 20.001 Euro bis 200.000 Euro sind nur im ersten Jahr zinsfrei, danach werden Zinsen von 3,69% berechnet. Das erste Jahr hält man tilgungsfrei.

Achtung: Hier ist eine Restschuldbefreiung nach 36 Monaten wohl möglich, wenn die Existenz des Unternehmens gefährdet ist.

Eine Hotline des Wirtschaftsministeriums wurde unter Tel. 0385-588-5588 geschaltet.

Die Gesellschaft für Struktur- und Arbeitsmarktentwicklung hält weitere Informationen bereit.

Probieren Sie es hier:

https://www.gsa-schwerin.de/leistungen/zuwendungen-zur-vermeidung-von-liquiditaetsengpaessen/antragsanforderung.html

Soforthilfen in Niedersachsen

Hier soll es Zuschüsse geben, die für Kleinunternehmen mit bis zu 49 Beschäftigten und Freiberufler richten. Von der Höhe sind bis zu einmalig 20.000 Euro geplant. Der Jahresumsatz darf nicht über 10 Millionen Euro liegen. Ein beantragtes Insolvenzverfahren ist naturgemäß auch hier ein Antragshindernis. Es gibt hier:

- Bis 5 Beschäftigte: 3.000 Euro
- Bis 10 Beschäftigte: 5.000 Euro
- Bis 30 Beschäftigte: 10.000 Euro
- Bis 49 Beschäftigte: 20.000 Euro

Über die NBank soll die Förderung abgewickelt werden.

Probieren Sie es bitte hier:

https://www.nbank.de/Unternehmen/Investition-Wachstum/
Niedersachsen-Soforthilfe-Corona/index.jsp

Eine Hotline wurde unter Tel. 0511-300-31-333 eingerichtet, alternativ gibt es Informationen unter beratung@nbank.de

Soforthilfe in Nordrhein-Westfalen

Hier wird in großem Volumen per Zuschuss gefördert. Soloselbstständige und Unternehmen mit zehn bis 50 Beschäftigten können auf bis zu 25.000 Euro Zuschuss hoffen. NRW will die Bundesförderung 1:1 weiterreichen und um eine Förderung für Betriebe bis 50 Beschäftigte erweitern.

Die Waren oder Dienstleistungen muss man dazu schon vor dem 1.Dezember 2019 am Markt angeboten haben.

Im Antragsmonat muss der Umsatz um mindestens 50% eingebrochen sein – verglichen mit einem durchschnittlichen Monatsumsatz. Oder der Betrieb musste aufgrund behördlicher Anordnung schließen. Oder die vorhandenen Mittel reichen nicht aus, die kurzfristigen Verbindlichkeiten zu begleichen (z.B. Miete, Leasingraten etc.).

Der Antragsteller darf nicht bereits am 31.12.2019 in Schwierigkeiten gewesen sein und muss durch die Covid-19-Krise die Probleme bekommen haben.

Förderungshöhe:

- 9.000 Euro für Solo-Selbstständige und bis 5 Beschäftigte
- 15.000 Euro für bis zu 10 Beschäftigte
- 25.000 Euro für bis zu 50 Beschäftigte

Auf www.wirtschaft.nrw/corona soll es nähere Informationen dazu geben.

Soforthilfe in Rheinland-Pfalz

Hier will man **mit Sofortdarlehen** helfen, die sich an Soloselbstständige und kleine und mittlere Unternehmen richten:

- 10.000 Euro bis zu 10 Beschäftigte
- Bis zu 30.000 Euro für bis zu 30 Beschäftigte (+ Landes-Zuschuss über 30% der Darlehenssumme)

Der Bundeszuschuss soll bei der Investitions- und Strukturbank Rheinland-Pfalz (www.isb.rlp.de) beantragt werden, das Sofort-Darlehen über die Hausbank.

Die Sofort-Darlehen haben eine Laufzeit von sechs Jahren und sind bis Ende 2021 tilgungsfrei.

Soforthilfe im Saarland

Hier gibt es einen bedingt rückzahlbaren Zuschuss, der für Unternehmer und Freiberufler vorgesehen ist. Die Höhe beträgt zwischen 3.000 und 10.000 Euro. Zurückgezahlt werden muss nur, wenn die Fördervoraussetzungen fehlen. Das dürfte aber klar sein. Wer schummelt, muss zurückzahlen. Das werden andere Länder nichts anders handhaben.

Vorgesehen:

- Für Unternehmen mit nicht mehr als 10 Mitarbeitern

Den Antrag dazu gibt es auf der Webseite des Saarlands.

Probieren Sie es auf:

https://www.saarland.de/dokumente/res_wirtschaft/Antrag_Soforthilfe.pdf

oder über:

https://www.saarland.de/254842.htm

Soforthilfe in Sachsen

Hier arbeitet man mit einem zinsfreien Sofortdarlehen, welches 3 Jahre lang nicht zurückgezahlt werden muss.

Es gilt für Einzelunternehmer, Kleinstunternehmer und Freiberufler, die durch die Coronakrise in Schwierigkeiten gekommen sind.

- 5000 Euro bis 50.000 Euro, in begründeten Fällen auch bis 100.000 Euro, wenn sich nach 4 Monaten herausstellt, dass höherer Bedarf da ist

- Jahresumsatz oder Jahresbilanzsumme bis 1 Mio. Euro
- Unternehmen muss am 31.12.2019 wirtschaftlich gesund gewesen sein
- Darlehenslaufzeit: 10 Jahre
- Sicherheiten nicht erforderlich

Anträge sollen über die Sächsische Aufbaubank – Förderbank (SAB) gestellt werden.

Probieren Sie es hier:

www.sab.sachsen.de

oder hier:

https://www.sab.sachsen.de/f%C3%B6rderprogramme/sie-ben%C3%B6tigen-hilfe-um-ihr-unternehmen-oder-infrastruktur-wieder-aufzubauen/sachsen-hilft-sofort.jsp

Unter corona@sab.sachsen.de kann auch geholfen werden.

Soforthilfe in Sachsen-Anhalt

Hier gibt es Zuschüsse in Anlehnung an das Programm des Bundes:

- Bis 5 Mitarbeiter: bis zu 9.000 Euro
- 6-10 Mitarbeiter: bis zu 15.000 Euro
- 11 bis 25 Mitarbeiter: bis zu 20.000 Euro
- 26 bis 50 Mitarbeiter: bis zu 25.000 Euro

Die Zuschüsse werden ausgereicht über die Investitionsbank Sachsen-Anhalt. Diese erreichen Sie hier:

https://www.ib-sachsen-anhalt.de/

Informationen gibt es hier:

https://www.ib-sachsen-anhalt.de/coronavirus-informationen-fuer-unternehmen

Nähere Informationen erhalten Sie auch hier:

https://mw.sachsen-anhalt.de/media/coronavirus/wirtschaft/#c235871

Soforthilfe in Schleswig-Holstein

Schleswig-Holstein verweist Soloselbstständige und kleine und mittlere Unternehmen erstmal auf die entsprechenden Bundesmittel, hat aber auch ein 500-Millionen-Euro-Nothilfepaket auf den Weg gebracht.

Zum Redaktionsschluss dieses Buches bestanden die Förderungen erkennbar im Wesentlichen aus Krediten über Förderinstitute.

Informationen darüber gibt es bei:

Hotline: 0431 5938-133

Jürgen Wilkniß

Leiter Bürgschaftsabteilung, BB-SH

juergen.wilkniss@bb-sh.de

und

Hotline: 0431 9905-3330

Matthias Voigt

Leiter Firmenkunden Finanzierung, IB.SH

matthias.voigt@ib-sh.de

Allgemeine und aktuelle Informationen zu Wirtschaftshilfen in Schleswig-Holstein gibt es auf www.schleswig-holstein.de

Soforthilfe in Thüringen

Thüringen vergibt auch einmalige Zuschüsse, die sich an gewerbliche Unternehmen bis 50 Beschäftigte richten. Einzelunternehmen können ebenso wie wirtschaftsnahe freie Berufe einen Antrag stellen:

- Bis 5 Beschäftigte: bis 5.000 Euro
- 6-10 Beschäftigte: bis 10.000 Euro
- 11 bis 25 Beschäftigte: bis 20.000 Euro
- 26 bis 50 Beschäftigte: bis 30.000 Euro

Die Thüringer Aufbaubank nimmt die Anträge entgegen.

Die Anträge finden Sie hier:

https://aufbaubank.de/Foerderprogramme/Soforthilfe-Corona-2020#download

Soforthilfe vom BUND:

Eckpunkte des Soforthilfe-Programms:

• Finanzielle Soforthilfe (steuerbare Zuschüsse) für Kleinstunternehmen aus allen Wirtschaftsbereichen sowie Soloselbständige und Angehörige der Freien Berufe bis zu 10 Beschäftigten.

o Bis 9.000€ Einmalzahlung für 3 Monate bei bis zu 5 Beschäftigten (Vollzeitäquivalente)

o Bis 15.000€ Einmalzahlung für 3 Monate bei bis zu 10 Beschäftigten (Vollzeitäquivalente)

• Sofern der Vermieter die Miete um mindestens 20 % reduziert, kann der ggf. nicht ausgeschöpfte Zuschuss auch für zwei weitere Monate eingesetzt werden.

• Ziel: Zuschuss zur Sicherung der wirtschaftlichen Existenz der Antragsteller und zur Überbrückung von akuten Liquiditätsengpässen, u.a. durch laufende Betriebskosten wie Mieten, Kredite für Betriebsräume, Leasingraten u.ä. (auch komplementär zu den Länderprogrammen)

• Voraussetzung: wirtschaftliche Schwierigkeiten in Folge von Corona. Unternehmen darf vor März 2020 nicht in wirtschaftlichen Schwierigkeiten gewesen sein. Schadenseintritt nach dem 11. März 2020.

• Antragstellung: möglichst elektronisch; Existenzbedrohung bzw. Liquiditätsengpass bedingt durch Corona sind zu versichern.

Die Anträge zu diesen Bundesleistungen sollen jeweils über die Länder/Kommunen gestellt werden, die die Leistungen auf Landesebene ergänzen/erweitern können.

Informationen stellt das Bundeswirtschaftsministerium jeweils aktuell hier zur Verfügung:
https://www.bmwi.de/Redaktion/DE/Dossier/coronavirus.html#id169489 4

31. Unternehmer: Restaurant-Strategien

Wenn Sie ein Restaurant haben, welches in der Coronakrise schließen musste, bricht Ihr Umsatz auf Null zusammen. Wenn Ihre einzige Maßnahme ist, dass Sie den Gästen anbieten, dass man das Essen auch bei Ihnen abholen kann, wird dadurch vermutlich nur ein völlig unzureichender Umsatz zustande kommen. In der Verzweiflung machen das einige und stellen einen Tisch in die Eingangstür, über den dann das Essen in Alu- oder Styroporboxen an Abholer ausgehändigt wird. Erste Erfahrungen zeigen: Gute Idee, aber ersetzt nicht annähernd die alten Umsätze und Roherlöse: Niemand zahlt für ein Rumpsteak, welches er selbst in der Styroporbox und Plastiktüte abholen muss, 27 Euro.

Erfolgversprechender ist die Einführung eines Lieferservice: Streichen Sie Speisekarte auf einige schnell herzustellende Speisen zusammen, die auch nach einem Transport von 15-20 Minuten noch essbar sind und bieten die Lieferung an.

Wenn Sie das nur allein stemmen und auf die Homepage setzen, ist das nett, reicht aber nicht. Sie müssen das durch eine Social Media-Kampagne in Facebook und Instagram begleiten. Wenn Sie das nicht selber können, suchen Sie sich eine Agentur in Ihre Stadt, die das professionell macht. Kostet etwas, bringt aber viel.

Melden Sie Kurzarbeit für Ihre Mitarbeiter an, machen Sie einen oder zwei zu Fahrern, die das Essen ausliefern. Die Küche zum Kochen haben Sie ja.

Einen Umsatzschub gibt die Anmeldung Ihres Restaurants bei Lieferdienstplattformen, wie z.B. Lieferando.de Die nehmen zwar einen Anteil vom Umsatz weg, bringen aber zahlreiche Kunden. Probieren Sie aus, was diese Kunden wollen, machen Sie etwas Spezielles, bieten aber ggf. auch Pizza oder Spaghetti auf der Karte an. Probieren Sie aus, was die Kunden wollen. Ggf. etwas Regionales.

Gehen Sie mit Ihrem Dienst an die lokalen Medien, Tageszeitungen, lokale Blogs etc. a la „Restaurant lässt sich nicht unterkriegen – jetzt Wiener Schnitzel per Lieferdienst" oder „Kunden des Hirschen bleiben auch in der Coronakrise treu und ordern online..."

Sofern Sie es noch nicht haben: Eine Bestell-Webseite für Restaurants können Online-Agenturen in 1-2 Wochen stricken, wenn Sie wissen, was sie wollen.

Stecken Sie den Kopf nicht in den Sand.

Bieten Sie Kombipakete mit gesuchten Artikeln an, z.B. „Bei Bestellwert ab 20 Euro gibt es zwei Klopapierrollen gratis" oder „ab 40 Euro Bestellwert eine kleine Sprayflasche Desinfektionsmittel" als Give-away.

So erreichen Sie Medienaufmerksamkeit und zahlreiche Kunden werden auf Sie aufmerksam.

Sie werden vermutlich nicht zum Multimillionär mit diesem Lieferdienst, aber können überleben. Wie im stationären Restaurant gilt: Achten Sie auf Ihren Wareneinsatz. Sie müssen auch im Lieferdienst noch etwas verdienen. Liefern Sie nur in einem bestimmten Radius um Ihr Lokal aus. Dort, wo der Fahrer in längstens 15 Minuten mit dem Auto sein kann.

Prüfen Sie, welche Facebook-Gruppen es in Ihrer Stadt mit vielen Usern gibt und lassen Sie dort von Mitarbeitern oder Freunden einen Hinweis auf Ihren Service posten oder machen Sie ein herz-zerreißendes Video von sich selbst a la „Mit meinem Restaurant Goldener Hirschen bin ich seit 25 Jahren in der Stadt...beschäftige 8 Mitarbeiter...aber die Corona-Krise hat uns recht umgehauen...wir wollen Verantwortung für die Mitarbeiter und deren Familien übernehmen...und stecken daher nicht den Kopf in den Sand, sondern liefern unser Essen jetzt auch zu Ihnen nach Hause oder in die Firma..." Notfalls nimmt ein Mitarbeiter dazu sein kleines Kind auf den Arm „.....damit der Papa vom kleinen Timo auch morgen die Familie satt bekommt...wir sind gerne für Sie da..."

32. Unternehmer: Einzelhandel-Strategien

In Zeiten der Coronakrise wird der Einzelhandel in der Regel geschlossen und nur noch Supermärkte, Drogerien, Apotheken, Ärzte, Banken etc. dürfen ihre Geschäfte auflassen. Man begründet das mit „lebensnotwendigem Bedarf" der Bevölkerung.

Wenn Sie selbst jetzt ein Schuhgeschäft, eine Münzhandlung oder eine Boutique haben, heißt das, dass Sie diesen Laden schließen müssen. In der Regel werden Sie dann Kurzarbeit für die Beschäftigten anmelden, auch Kurzarbeit 0, sodass der Staat den Beschäftigten dann 60 bis 67 (mit Kind) Prozent des letzten Nettos auszahlt.

Was können Sie tun?

Prüfen Sie – wenn Sie es nicht ohnehin schon machen -, ob Sie Ihr Sortiment nicht auch im Internet verkaufen können. Bauen Sie einen Onlineshop auf oder erweitern und bewerben ihr vorhandenes Internetsortiment. Versuchen Sie Artikel zu finden, wo vermutlich eine große Nachfrage besteht oder wo Sie preislich wettbewerbsfähig sind. Bewerben Sie den Shop nicht nur im Schaufenster durch Aushang, sondern auch in den sozialen Medien, lokaler Presse, redaktionell und mit Anzeigen. Binden Sie den Shop an Preisvergleichsmaschinen wie billiger.de, idealo.de und andere an. Wollten Sie ja ohnehin schon immer machen. Laden Sie Ihre Artikel zu Ebay hoch. Dafür gibt es Tools, die das automatisch aus Ihrem Shop hinaus machen.

Wenn Sie nur zuhause auf dem Sofa sitzen und warten, bis Kunden online bei Ihnen bestellen, tut sich nichts. Sie sind Unternehmer und müssen etwas unternehmen, damit die Kunden zu Ihrem Onlineshop kommen. Sie müssen auf die Werbetrommel hauen! Flyern Sie, werden Sie auf Instagram, Facebook und Co aktiv. Sie haben jetzt die Zeit dazu. Nutzen Sie das! Schalten Sie google adwords Anzeigen, damit die Kunden Sie finden.

Zweite Strategie für Einzelhändler könnte sein:

Versuchen Sie begehrte Artikel, die verkauft werden können, zu erhalten und anzubieten. Gehen Sie auf Hersteller und Großhandel zu. Auch wenn Sie vorher Schuhe verkauft haben, hindert Sie das nicht daran, nächste Woche in einem abgeteilten Bereich Ihres Ladens Klopapier, Spaghetti und Desinfektionsspray zu verkaufen. All das gibt es ja im Großhandel noch, man muss nur die Wege finden. Beantragen Sie bei der Stadt, dass Sie für diesen Bereich den Laden öffnen können. Trennen Sie den Rest des Ladens ab (mit mobilen Trennwänden), machen Sie die Verkaufsaktion in den sozialen Medien publik: Sie werden eingerannt werden. Erst recht, wenn Sie Erster in Ihrer Straße/Stadt sind, der so etwas macht. Bestellen Sie einen Container Klopapier bei einem Hersteller (ggf. auch in Österreich, Polen oder sonst wo) und stellen sich die Paletten in den Laden. Dazu Nudeln, Mehl, Desinfektionsmittel, Tomatensauce. All das, was manchmal schwierig zu bekommen ist.

Sie bekommen beispielsweise auch heute noch in Asien kartonweise Mundschutzmasken für Cent-Beträge. Sie müssen Sie nur bestellen, bezahlen und importieren. Per Paketexpress kann in ein, zwei Wochen eine Großladung bei Ihnen sein. Suchen Sie einfach auf www.alibaba.com nach „FFP3 mask" oder anderen Dingen, die Sie in Deutschland vermutlich mit Gewinn verkaufen können.

Sie werden sehen: Die Leute stehen Schlange.

Alles ist besser als auf dem Sofa zu sitzen und den ganzen Tag das Mantra aufzusagen „Mann, ist das alles schlimm". Das zieht sie nur runter.

33. Unternehmer: Kredite bei der KfW holen

Auch wenn Sie bisher mit langen Fingern an Kredite herangegangen sind: Überlegen Sie, ob Sie mit einem Kredit des Staates weiterkommen. Der Staat hat ein Kreditprogramm für die Coronakrise aufgelegt, welches mit tilgungsfreien Zeiten, niedrigen Zinsen und vereinfachter Vergabe schnell zu erhalten ist und helfen kann. Denken Sie aber daran, dass Sie das auch irgendwann zurückzahlen müssen. Sie haben dafür aber Zeit. Irgendwann wird die Krise vorbei sein. Bis dahin müssen Sie mit dem Geld etwas Gescheites gemacht haben. Lassen Sie sich aber nicht davon abhalten, für Ihre Belegschaft dennoch Kurzarbeit anzumelden. Lassen Sie den Staat das Kurzarbeitergeld zahlen und finanzieren das nicht aus Ihrem Kredit. Sie wären schön bescheuert.

Die staatlichen Kredite gibt es über die Kreditanstalt für Wiederaufbau, die dem Staat gehört, abgekürzt KfW. Diese Kredite kann man nicht dort direkt beantragen, sondern der Weg muss immer über eine Bank (Hausbank) gehen. Das muss nicht zwangsläufig Ihre bisherige Bank sein, aber eine Bank. Ihre Sparkasse oder Bank vor Ort kennt sich damit bestens aus – wenn Sie noch aufhat.

Lesen Sie sich vorher Wissen auf der Webseite der KfW an: www.kfw.de

Der Vorteil der Programme ist, dass die KfW der Hausbank nur eine ganz geringe Mithaftung für das Risiko überträgt, sodass die Bank nahezu kein Risiko mehr hat, sondern im Wesentlichen der Staat. Deswegen müssen Sie im Regelfall auch keine großartigen Sicherheiten stellen. Schämen Sie sich nicht für die Kreditbeantragen, sondern machen Sie es einfach. Es ist Krieg. Krieg gegen das Virus, da gelten andere Regeln. Da muss man auch schon einmal einen Kredit aufnehmen, was man sonst vielleicht nicht wollte.

34. Unternehmer: Welche KfW-Kredite gibt es?

Die KfW hat zahlreiche unterschiedliche Kreditprogramme. Für Unternehmen, die sich durch die Ausbreitung des Coronavirus in einer Krise befinden, ggf. sogar schließen mussten, kommen vor allen Dingen drei Bereiche in Frage:

- KfW-Kredit für Unternehmen, die länger als 5 Jahre am Markt sind
- KfW-Kredit für junge Unternehmen, die weniger als 5 Jahre am Markt sind
- KfW-Sonderprogramm – Konsortialfinanzierungen ab 25 Millionen Euro

Allen Krediten im Corona-Hilfsprogramm ist gemeinsam, dass Sie natürlich nicht für Unternehmen gedacht sind, die schon vor der Krise insolvenzreif waren. Daher ist eine Beantragung nur sinnvoll, wenn Sie nicht schon am 31.12.2019 in Schwierigkeiten waren.

Die KfW-Kredite werden mit Hochdruck in der Regel sehr schnell bearbeitet, sodass Sie schnell das Geld bekommen.

Informationen finden Sie auch auf:

https://www.kfw.de/KfW-Konzern/Newsroom/Aktuelles/KfW-Corona-Hilfe-Unternehmen.html

KfW-Unternehmerkredit (länger als 5 Jahre am Markt)

Mit dem KfW-Unternehmerkredit (037/047) können Sie von der KfW einen Kredit bekommen, wenn Sie schon länger als 5 Jahre am Markt sind. Es gibt ihn:

- Für große Unternehmen (037) mit bis zu 80% Risikoübernahme der KfW (mehr als 250 Mitarbeiter, mehr als 50 Mio. Umsatz, mehr als 43 Mio. Bilanzsumme)

- Für kleine und mittlere Unternehmen (047) mit bis zu 90% Risikoübernahme durch die KfW (bis zu 250 Mitarbeiter, bis zu 50 Mio. Umsatz)

Der Kreditbetrag kann bis zu 1 Milliarde Euro (!) betragen, allerdings werden Sie das im Regelfall nicht erreichen, denn der Kredithöchstbetrag wird bestimmt durch:

- 25% des Jahresumsatzes 2019
- Das Doppelte der Lohnkosten von 2019
- Den aktuellen Finanzierungsbedarf für die nächsten 18 Monate bei kleinen und mittleren Unternehmen (bei großen auf 12 Monate)
- 50% der Gesamtverschuldung des Unternehmens bei Krediten über 25 Millionen Euro

Die Zinsen für solche Kredit sind niedrig und liegen teilweise bei 1% p.a. Durch Tilgungsfreiheit für bestimmte Perioden können sehr niedrige monatliche Belastungen erreicht werden. Hiermit kann vielen Unternehmen geholfen werden.

ERP-Gründerkredit (weniger als 5 Jahre am Markt)

Wessen Unternehmen weniger als 5 Jahre am Markt ist, für den ist der ERP-Gründerkredit -universell (073/074/075/076) geeignet. Dafür müssen Sie mindestens 3 Jahre am Markt aktiv sein, bzw. zwei Jahresabschlüsse vorweisen können. Dann erhalten Sie einen Kredit für Investitionen und

Betriebsmittel, - die KfW übernimmt einen Großteil des Risikos (80 oder 90%):

- Große Unternehmen (075) mit bis zu 80% Risikoübernahme durch die KfW
- Kleine Unternehmen (076) mit bis zu 90% Risikoübernahme durch die KfW

Auch hier ist der Kredithöchstbetrag durch Ihr Tun in der Vergangenheit gedeckelt. Maximal gibt es:

- 25% des Jahresumsatzes 2019
- Das Doppelte der Lohnosten von 2019
- Den aktuellen Finanzierungbedarf für die nächsten 18 Monate (kleine und mittlere Unternehmen) oder 12 Monate (große Unternehmen)
- 50% der Gesamtverschuldung Ihres Unternehmens bei Krediten über 25 Mio. Euro

Hier kann teilweise eine Tilgung erst nach zwei Jahren oder ein tilgungsfreies Jahr vereinbart werden. Zinsen ab 1% p.a. Es bringt Sie also nicht um.

ERP-Gründerkredit-StartGeld (weniger als 3 Jahre am Markt)

- Gibt es auch, wenn Sie in den letzten 5 Jahren ein Unternehmen gegründet haben, aber nur für kleine Unternehmen
- Zinsen ab 1,56% p.a.
- Finanziert werden Investitionen und laufende Kosten
- KfW übernimmt 80% des Risikos
- Kein Eigenkapital erforderlich

- Finanzierbar z.B. Computer, Firmenfahrzeuge, Personalkosten, Mieten, Beratungskosten, Marketingkosten, Material- und Warenlager, Software
- Beispielkredit 50.000 Euro: 1,55% Zins p.a., 1 tilgungsfreies Jahr, 5 Jahre Zinsbindung, Effektivzins 1,56% p.a.

KfW-Konsortialfinanzierung

Das wird für die allermeisten kleineren Betriebe nicht in Frage kommen, da dieses Programm für den Mittelstand und große Unternehmen aufgelegt wurde. Die KfW übernimmt 80% des Risikos, aber nur bis zu max. 50% Gesamtverschuldung des Unternehmens.

Der KfW-Risikoanteil beträgt mindestens 25 Mio. Euro und ist begrenzt auf:

- 25% des Jahresumsatzes 2019 oder
- Das Doppelte der Lohnkosten von 2019 oder
- Den aktuellen Finanzierungbedarf für die nächsten 12 Monate

Dies sollten Sie ggf. mit Ihrem Steuerberater und Kreditinstitut durchgehen, wenn Sie ein großes Unternehmen führen.

35. Finanzielle Hilfe für Privatpersonen

Wenn die Corona Sie privat trifft, weil Sie arbeitslos werden, gekündigt werden oder in Kurzarbeit sind, sollten Sie natürlich zuerst die Ihnen staatlicherseits zustehenden Bezüge beantragen:

- Kurarbeitergeld (wird i.d.R. durch Arbeitgeber gemacht)
- Arbeitslosengeld I
- Ggf. Arbeitslosengeld II

Wenn Sie nicht über ausreichende finanzielle Reserven verfügen, was der Großteil der Deutschen nicht mehr ausreichend hat, sollten Sie die Ausgaben kürzen:

- Kündigen Sie etwaige Abos zu Fitnessclubs oder setzen Sie wenigstens die Zahlungen mit sofortiger Wirkung aus, Sie können ja ohnehin nicht hingehen. Schreiben Sie einen Brief dazu und machen das nicht einfach unkommentiert

- Prüfen Sie, welches monatlichen Verpflichtungen Sie sonst haben, die kurzfristig kürzbar sind, so wie TV-Abos, Zeitschriften-Abos, Clubmitgliedschaften etc. Brauchen Sie wirklich 500 Fernsehkanäle und Netflix, Sky, Amazon Prime und all das gleichzeitig?

- Nutzen Sie die Gelegenheit und versuchen, das Rauchen einzustellen, wenn Sie es noch tun. Es ist ohnehin ungesund und macht Sie krank. Rechnen Sie sich aus, was Sie im Monat für Zigaretten oder Tabak ausgeben.

- Überlegen Sie sich, wo Sie was einkaufen: Manch Supermarkt ist tendenziell teurer als andere

- Überlegen Sie sich, was Sie einkaufen: Bückware im Supermarkt, d.h. Produkte, die in den Regalen unten liegen, sind häufig preiswerter als die Produkte, die in Augenhöhe liegen. Kommen manchmal sogar vom selben Hersteller.

- Haben Sie mehrere Autos im Haushalt, aber sind beide aktuell ohne Arbeit? Überlegen Sie, ob Sie eins nicht abmelden können.

- Verzichten Sie auf neue Modekäufe, - das Internet kann verführerisch sein, Kataloge auch. Aber im Moment kommen Sie vermutlich mit der Hose aus dem letzten Jahr noch ganz gut zurecht. Sie können sich nach der Krise, wenn Sie wieder in Arbeit sind, so viele Hosen kaufen, wie Sie wollen.

- Haben Sie ein Verbraucher-Darlehen? Hier sind auf Antrag meist bis zu 3 Monate Zahlungsaufschub möglich. Beantragen Sie schriftlich die Aussetzung der Raten für 3 Monate und verweisen Sie auf die Corona-Situation in Ihrem speziellen Fall

36. Hartz IV wird einfacher

Schämen Sie sich nicht, wenn Sie Hartz IV beantragen müssen, das sogenannte Arbeitslosengeld 2. Es steht Ihnen zu, wenn Sie die Bedingungen erfüllen.

In der Coronakrise hat der Gesetzgeber den Zugang erleichtert:

Die Vermögensprüfung, die sonst gerne auch mal 2 Monate gedauert hat, soll von März bis Juni 2020 vorrübergehend ausgesetzt werden.

Befristet sollen auch die tatsächlichen Aufwendungen für Unterkunft und Heizung anerkannt werden, hier haben die Behörden sonst gerne auf fiktive niedrigere Tabellen verwiesen und nur einen Teil der Miete anerkannt.

Bei der Einkommensprüfung für den Kinderzuschlag soll von 1.4. bis 30.9.2020 lediglich das Einkommen des letzten Monats berücksichtigt werden und nicht das Einkommen der letzten 6 Monate.

Hartz IV beantragen Sie beim nächsten Jobcenter/Arbeitsagentur

Informationen finden Sie auf www.arbeitsagentur.de

Job im nächsten Supermarkt?

Bevor Sie in Arbeitslosigkeit oder Hartz IV fallen, könnten Sie auch bei den Supermärkten in Ihrer Nachbarschaft fragen, ob die Hilfe gebrauchen können. Die meisten suchen Kräfte, um Regale einzuräumen etc.

Vielleicht nicht Ihr Traumjob, aber es gibt ggf. mehr Geld als vom Amt.

37. Insolvenzrecht abgemildert

Der Bundesregierung ist bekannt, dass in der Coronakrise viele an der Insolvenz vorbeischliddern oder in die Insolvenz geraten können. Mit den Maßnahmen an nicht rückzahlbaren Zuschüssen und Kreditmöglichkeiten will man dort entgegensteuern.

Normalerweise muss ein Unternehmer, der zahlungsunfähig wird, innerhalb von spätestens 3 Wochen Insolvenz anmelden. Das hat man geändert. Die Insolvenzantragspflicht für betroffene Unternehmen in der Coronakrise hat man bis zum 30.September 2020 erstmal ausgesetzt. Bis 30.9.2020 wurde auch das Recht eingeschränkt, dass Gläubiger für Ihr Unternehmen einen Insolvenzantrag stellen können.

Darauf sollten Sie sich aber nicht ausruhen, sondern Sie müssen massiv Maßnahmen ergreifen, von denen Sie glauben, dass sich die Situation für Sie verbessert: Kosten senken und versuchen, Umsätze durch neue Strategien wieder zu erhöhen

38. Mieterschutz verbessert

Die Bundesregierung hat auf die Coronakrise reagiert und erlassen, dass Vermieter in der Zeit von 1.April 2020 bis 30.Juni 2020 das Mietverhältnis nicht kündigen können, wenn die Mietschulden auf den Auswirkungen der Coronakrise beruhen.
Die Miete ist aber nicht erlassen. Aber: Es darf Sie niemand kündigen, wenn Sie die Miete jetzt nicht zahlen können.

Aber: Sorgen Sie dafür, dass die Mietzahlung nachgeholt wird, sonst verlieren Sie über kurz oder lang das Dach über dem Kopf und landen in einer städtischen Obdachlosenunterkunft. Das werden Sie nicht wollen.

Dieser Kündigungsschutz gilt für Wohn- und Gewerbemieten

Strom und Wasser dürfen nicht abgeschnitten werden

Die Bundesregierung hat auch beschlossen, dass man Ihnen bis mindestens 30.6. Strom und Wasser nicht abstellen darf, wenn Sie wegen der Coronakrise mal nicht pünktlich zahlen können. Erlassen wird es Ihnen aber nicht.

Bei Darlehen 3 Monate Aufschub möglich

Bei Darlehen sind in der Krise 3 Monate Zahlungsaufschub möglich. Reden Sie mit Ihrer Bank.

39. Corona und der Strafprozess

Sollten Sie in einem Strafprozess Beteiligter sein, müssen Sie damit rechnen, dass es nunmehr zu „Pausen" dort kommt, - die Angelegenheit verzögert sich. Bereits begonnene Prozesse können unterbrochen werden. Noch nicht begonnene werden in der Regel verschoben.

Frühere Regeln, dass Hauptverhandlungen ganz von vorne beginnen müssen, wenn das Päuschen zu lange dauert, wurden geändert: Nunmehr ein zusätzlicher Hemmungstatbestand für die Unterbrechungsfrist einer strafgerichtlichen Hauptverhandlung vorgesehen, der auf ein Jahr befristet ist.

Damit wird es Gerichten erlaubt, die Hauptverhandlung für maximal drei Monate und zehn Tage zu unterbrechen, wenn sie aufgrund von Maßnahmen zur Vermeidung der Verbreitung von Infektionen mit dem Coronavirus SARS-CoV-2 nicht durchgeführt werden kann.

Es dauert also länger, wird Ihnen aber nicht erlassen.

Befinden Sie sich im offenen Vollzug oder geht Ihre Haftzeit dem Ende zu, macht es ggf. Sinn, über Ihren Verteidiger einen Antrag auf vorzeitige Haftbeendigung oder Haftaussetzung zu stellen. In einigen Städten hat man bereits Hunderte von Gefangenen nach Hause geschickt – allerdings meist mit dem Wissen, dass diese später wieder einrücken müssen.

Wer allerdings reihenweise Frauen vergewaltigt hat und als gefährlich gilt, kann sich die Mühe für einen solchen Antrag sparen. Er wird nur Menschen genehmigt, bei denen man davon ausgeht, dass keine akute Gefahr für die Menschheit von Ihnen ausgeht.

40. Corona und der Rentner

Rentner, die bei einer Corona-Infizierung besonders gefährdet sind, hat man für ein besonderes Corona-Programm vorgesehen:

Rentner können wieder leichter arbeiten gehen und etwas dazu verdienen. Klingt etwas zynisch, aber ist angedacht zur Reaktivierung bereits in Rente befindlicher Krankenschwestern, Ärzte, Pflegepersonal etc.

Man geht davon aus, dass bei Fortschreiten der Krankheit dieses Personal in den Kliniken noch knapper als ohnehin schon wird und muss dann in Ruhestand befindliche Menschen wieder reaktivieren – auch auf die Gefahr hin, dass sich diese dann infizieren und die Aussicht auf einen nicht so schönen Verlauf haben.

Rentner sollen künftig 44.590 Euro hinzuverdienen dürfen, ohne Kürzungen der Rente in Kauf nehmen zu müssen. Bislang waren es maximal 6.300 Euro. Diese Regelung gilt bis 31.12.2020

Es wird nur wenige betreffen, aber:

Auch der Hinzuverdienstdeckel fällt weg. Wer also sogar noch mehr als die 44.590 p.a. hinzuverdient, muss sich von dem Überschreitenden nur 40% auf die Rente anrechnen lassen, nicht mehr 100%.

41. Epilog

Corona ist nicht nur irgendeine Grippe. Es ist eine Erkrankung, die alle ergreifen kann, aber bei Vorerkrankten, Geschwächten und Älteren auch schnell tödlich werden kann. Oder, wenn man Pech hat.

Da es weder Impfung noch Medikamente dagegen gibt, wird der Coronavirus ganz schnell für mehr Erkrankte und auch Tote sorgen, als es jede Grippewelle bisher getan hat.

Es ist unschön, seine Freunde nicht zu treffen und sich nicht wie gewohnt mit Nachbarn zusammensetzen zu können, aber die Distanz zu anderen Menschen ist absolut notwendig. Bleiben Sie zu Hause solange und so oft Sie es können. Treffen Sie keine anderen Menschen, wenn es nicht unbedingt sein muss. Auch keine Verwandten. Nicht Opa, nicht Eltern, nicht Geschwister und auch nicht die Tante. Auch nicht, wenn sie 80 wird.

Waschen Sie sich die Finger, so oft Sie es können. Auch wenn andere lachen.

Tragen Sie draußen einen Mundschutz. Auch wenn andere lachen.

Wer zuletzt lacht, lacht am besten.

Bleiben Sie gesund.

Wenn mit diesem Buch nur ein paar Handvoll Menschen die Corona-Infektion vermeiden konnten, hat es seinen Zweck erfüllt.

Und jetzt gehen Sie Hände waschen.

Lorenz Timmerbeil